KB246364

이기적인
다이어트 상담소

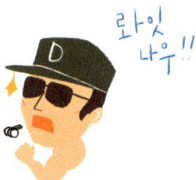

당신의 다이어트에 딴지를 걸다

이기적인
다이어트 상담소

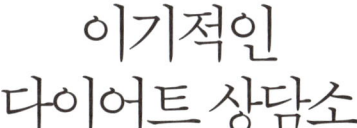

남세희 · 김미구 지음

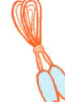

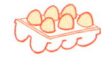

RHK
알에이치코리아

여는 글 "저는 물만 마셔도 살이 찌는 체질인데요"

Chapter 1
먹방의 습격으로부터 나를 지켜낸다는 것

1 | 한식의 배신 한식은 건강식이 아니다 • 18

2 | 하얀 가루 디톡스(I) 밥, 빵, 면, 떡 한 글자들을 끊어라 • 30

3 | 하얀 가루 디톡스(II) 다이어트의 숨은 적을 찾아라 • 38

4 | 팔레오 다이어트 살 빼려면 구석기인처럼 먹어라 • 46

5 | 가격별 외식의 기술 적에게 나의 다이어트를 알리지 마라! • 56

6 | 비만을 부르는 마블링 어떤 소고기를 먹을 것인가? • 64

7 | 치맥, 살찌지 않게 즐기는 법 치맥, 어떡하지~ 너? • 72

8 | 야식의 유혹 잠은 합법적인 다이어트 약물? • 80

9 | 다이어터를 위한 명절 생존 팁 잠깐만요, 먹는 순서 바꾸고 가실 게요~ • 84

Chapter 2
영원한 다이어트계의 쌍두마차

10 | 칼로리, 계산하는 것이 다이어트에 도움이 된다 VS 안 된다 • 94

11 | 술을 마시면 살이 찐다 VS 안 찐다 • 102

12 | 과일은 다이어트의 적이다 VS 아니다 • 112

13 | 아이스크림을 끊지 않고도 다이어트에 성공할 수 있다 VS 없다 • 120

14 | 씬피자를 먹으면 살이 덜 찐다 VS 더 찐다 • 124

15 | 뱃살의 주범, 숙변은 있다 VS 없다 • 130

16 | 운동을 많이 하면 얼굴이 커진다 VS 작아진다 • 138

17 | 잠을 못 자면 살이 빠진다 VS 찐다 • 144

Chapter 3

독한 다이어터들 사이에 떠도는 썰.썰.썰!

18 | 기초대사량의 배신 근육량이 늘어나면 정말 살 안 찌는 체질이 된다? • 150

19 | 부위별 살빼기 운동의 진실 허벅지 살, 안녕. 바이. 짜이찌엔~ • 160

20 | 종아리 근육의 정체 선천적으로 저주받은 무다리는 답이 없나요? • 168

21 | LTE 다이어트의 최후 다이어트하면 오히려 얼굴은 더 늙는다고? • 176

22 | 식후 수분 섭취 괴담 밥 먹을 때 물 마시면 정말 살찔까? • 180

23 | 다이어트 도우미 제품들의 비밀 슬림젤, 덜덜이, 그리고 살 빠지는 주사. 제 점수는요? • 186

24 | 불확실한 자몽의 효능 덴마크 다이어트에 자몽이 빠져도 효과 있나요? • 194

Chapter 4

닥치고 운동

25 | 약수터 체육의 실제 효과 엄마의 약수터 체육은 왜 계속될까? • 204

26 | 육상 선수들이 러닝머신에서 뛰지 않는 이유 러닝머신, 왜 용서받지 못하는가! • 216

27 | 체력의 유형 피곤하다는 말을 입에 달고 사는 당신, 어떤 체력을 원하십니까? • 224

28 | 헬스장 환불 테크닉 갑 중의 甲, 헬스장에서 돈 떼이지 않는 방법 • 232

29 | 운동성 오르가슴의 원인 오르가슴, 그 이상 코어가즘 • 240

30 | 가슴 운동의 진실 가슴 커지는 운동을 가르쳐주으리? • 246

31 | 복횡근 운동의 비결 숨만 쉬어도 되는 뱃살 운동법이 있다? • 254

닫는 글 다이어트에 실패하는 사람들의 습관, 성공하는 사람들의 비밀 • 258

참고문헌 • 269

"저는 물만 마셔도
살이 찌는 체질인데요"

이기적인 다이어트 상담소의 문을 여는 질문으로 이만한 게 없을 것 같다. 다이어트 상담을 해오면서 지겹게 들어온 질문이자 앞으로도 계속 듣게 될 질문. 별개의 질문이라기보다 아예 다른 질문에 밑반찬처럼 깔려 나오는 '기본 옵션'으로 봐야 좋을 것 같다. 다이어트 상담에 앞서 사람들은 십중팔구十中八九(열에 아홉) 이렇게 운을 뗀다.

"저는 물만 마셔도 살이 찌는 체질입니다, 그런데(혹은 그래서)……."

같은 문장이지만 안에는 저마다 다른 구구절절한 사연을 담았을 것이다. 이것저것 정말 여러 가지로 노력을 많이 해봤다, 살 빠진다는 건강

6

보조식품, 다이어트 도시락, 피부 관리실의 체지방 분해 마사지, 숙변 제거 관장, 슬리밍 패치, 매일같이 러닝머신 두 시간, 땀복을 입고 뛰는 약수터 체육까지……. 그러나 그다지 큰 효과를 얻지 못해 갈수록 지쳤을 것이다. 그러니 뭔가 다른 곳에 원인이 있지 않을까? 기억을 더듬어 봤더니 태어나서 지금까지 단 한 철도 날씬했던 적이 없었다. 부모, 형제, 자매, 친지들의 모습 역시 나처럼 '동글동글' 내지는 '둥글둥글'하다. 명절날 다이어트 중이라며 밥상을 물리던 내 모습을 보며 집안 어르신이 혀를 찬다. "원래 우리 집안 가풍이 풍채가 좋고 살이 잘 오르는 법이여, 사람이 타고난 대로 받아들이며 살아야지." 결국 이런 결론에 도달한다. '나의 동글동글(혹은 둥글둥글)함은 선천적으로 타고난 것이다.' 스스로를 물만 마셔도 살찌는 체질이라며 소개하는 사람들의 머릿속엔 이 같은 인식이 뿌리내려져 있다. 과연 저주받은 집안 내력인 걸까, 잘 되면 내 탓, 안 되니까 조상 탓을 하고 있는 걸까?

인간 게놈 프로젝트
- 물만 마셔도 살찌는 체질을 결정짓는 유전자?
돌연변이가 아니라면 '물만 마셔도 살이 찌는 체질'은 조상 대대로 내려온 '유전자' 탓일 것이다. 1990년 '인간 게놈 프로젝트Human Genome Project'가 시작됐을 때 전 지구는 흥분에 휩싸였다. 미국을 중심으로 전세계 각국이 참가해 인간의 유전자 구조를 완전히 분석하겠다는 원대한 계획이 발표됐다. '인간의 설계도'를 분석한다는 뜻이다! 복제인간을 만든다거나 유전자 조작을 통해 '슈퍼 휴먼Super Human'을 창조할 수도 있고, 어떤 병을 언제 앓을지 예측해 각종 불치병과 난치병들을 정복할 것이라는 전망이 쏟아져 나왔다. 대략 15년이 걸릴 것으로 예상한 결말은 생각보다 일찍 나왔다. 예정보다 2년 앞당겨진 2003년 6월, 당시 미국 대통령인 '빌 클린턴Bill Clinton'과 영국 총리였던 '토니 블레어Anthony Charles Lynton Blair'는 기자회견을 열어 인간 게놈 프로젝트 초안을 공식 발표했다. 10년 넘는 세월 동안 연구 기술이 발전하기도 했고, 당초 10만 개가 넘을 것으로 예상했던 인간의 유전자가 2만 5천 개 정도에 지나지 않아 단축된 면도 있었다. 자. 그렇다면 이제 솔깃한 소식이 나와야 할 텐데 2만 5천여 개의 인간 유전자 가운데 물만 마셔도 살찌는 체질을 결정짓는 유전자가 발견되었을까?

태어난 비만 – 있긴 있다!

유전적인 이유로 물만 마셔도 살이 찌는 것 같은 사람들도 분명히 있다. 쿠싱 증후군Cushing's Syndrome, 모모 증후군MOMO Syndrome, 프레더-윌리 증후군Prader-Willi Syndrome 같은 '신드롬'을 앓는 사람들은 유전자 때문에 살이 찐다. 쿠싱 증후군은 뇌의 뇌하수체(호르몬 분비를 총괄하는 내분비기관)에 종양이 생겨 자기도 모르게 호르몬을 과다 분비해 체지방 축적이 생기는 병이다. 프레더-윌리 증후군은 15번 염색체 이상으로 발달 장애, 지능 저하, 과도한 식욕, 이로 인한 고도 비만과 2형 당뇨를 일으킨다. 과연 이런 사람들은 조상 탓을 할만도 하겠다. 하지만 물만 마셔도

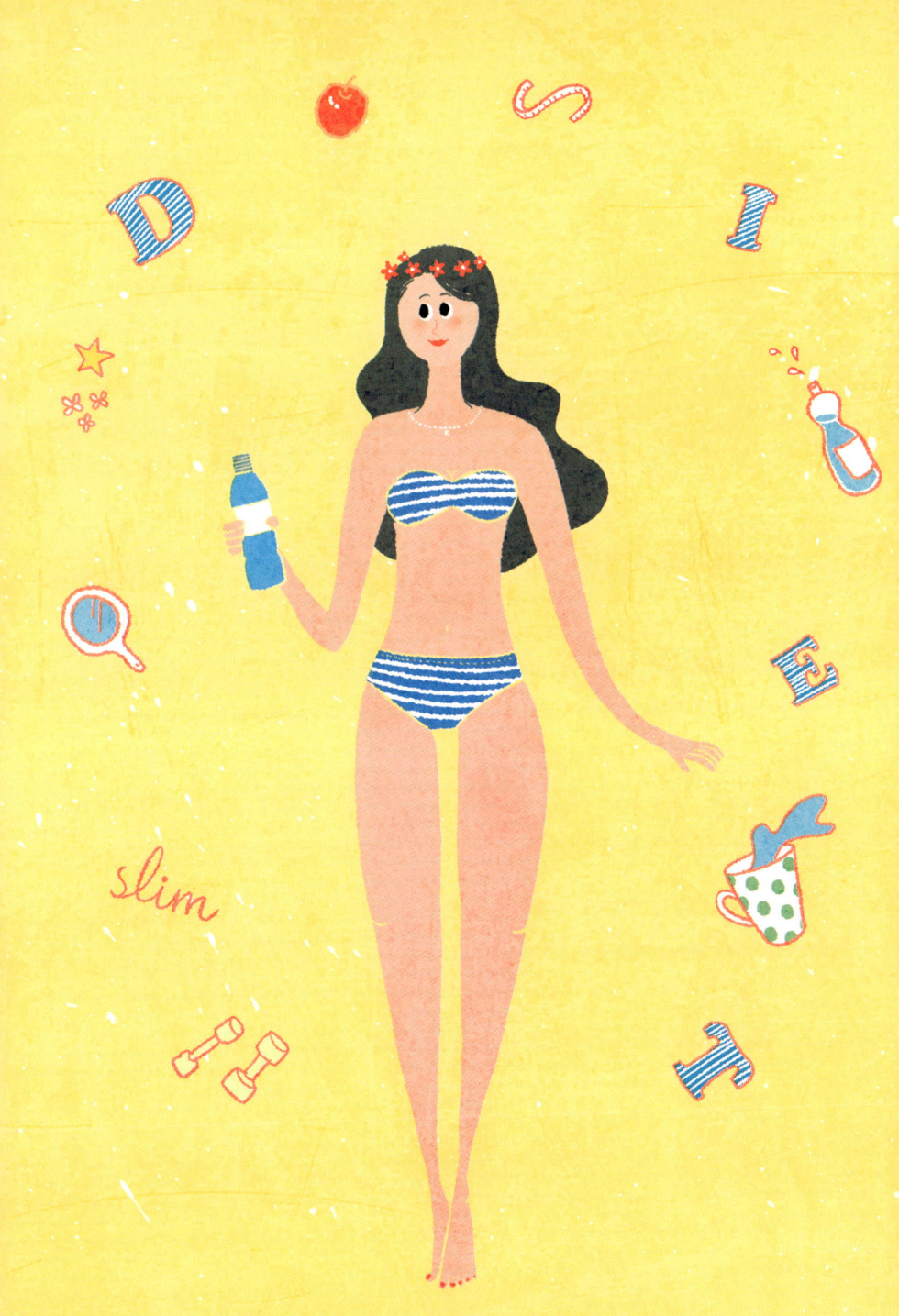

살이 찌는 체질이라며 하소연하는 이들이 이런 희귀 증후군을 앓고 있을 가능성은 극히 낮다.

　유전적인 이유로 살이 찌는 경우는 분명 있다. 그러나 이는 대부분 이름 뒤에 '증후군'이 붙고 생명이 달려있을 정도로 위중한 유전병에 해당할 사안이다. 커피숍에서 생크림이 올라간 플랫치노를 사이에 두고 마주앉아 "야. 나는 진짜 살이 안 빠져. 저주받은 체질 인가 봐" "맞아, 맞아. 나도 그래" 같은 이야기를 주고받을 사람들에겐 해당하지 않는다. 종양이나 유전자 돌연변이로 목숨이 위협받을 정도는 아니지만 살이 쉽게 찌고 안 빠지게 하는 그런 '안전한(?) 비만 유전자'는 없는 걸까? 이를 설명하기 위해 학자들은 여러 가지 가설들을 내세웠다.

절약 유전자 가설 Thrifty Gene Hypothesis
게놈 프로젝트가 시작되기도 전인 60년대 일찌감치 이미 '제임스 닐James Neill'이라는 학자에 의해 제안된 가설이다. 아주 오랜 옛날. 그러니까 조선 시대, 고려 시대 정도가 아니라 구석기 시대, 빙하기 정도의 이야기다. 그 시절엔 먹을 것이 부족해서 사람들이 많이 굶어 죽었을 것이다. 그래서 조금만 먹고도 금방 살이 쪄 몸에 지방을 잘 저장하는 사람들만 살아남았을 것이다. 우리는 그들의 후손이라 이렇게 살을 찌우기는 쉽고 빼기는 어렵다는 가설이다. 하지만 지금까지 구체적으로 어떤 유전자가 이런 기질을 일으키는지는 확인되지 않고 있다.

포식자 해방 가설 Predation Release Hypothesis

이 역시 아주 오랜 옛날이야기다. 인간이 만물의 영장이 아니라 다른 동물들의 먹잇감이었던 시절로 돌아가 보자. 이 시절에 뚱뚱한 사람들은 다 호랑이한테 물려 죽었을 것이다. 그런데 문명이 들어서면서 돌연변이로 태어난 '뚱뚱보'들이 사냥당하지 않고 살아남아 자손을 퍼뜨리는 바람에 최근 들어 뚱뚱한 사람들이 급격히 늘어났다는 가설이다. 그러나 이는 현대 사회에서 비만율이 늘어난 경향성에 대한 설명은 될 수 있어도 왜, 어떤 유전자가 뚱뚱하게 만드는지에 대한 대답은 될 수 없다.

민족 변이 가설 Ethnic Shift Hypothesis

비만을 주제로 한 각종 다큐멘터리에 자주 소개되면서 유명해진 '피마 인디언Pima Indian'이나 '사모안Samoan'들을 설명하기 위해 등장한 가설이다. 특정지역 몇몇 민족 집단들은 위의 절약 유전자와 비슷한 이유로 '살이 잘 찌는 체질'이 되었다. 그런데 문명화되면서 전통적인 생활 방식에서 벗어나자 급격하게 뚱뚱해졌다. 이들을 살펴보면 비만유전자가 존재할 것이다. 그러나 피마 인디언이나 사모안이 아니어도 물만 마셔도 살찌는 사람들은 어떻게 설명할 수 있을까?

태아기 프로그래밍 가설 Fetal Programming Hypothesis

비만을 유발하는 결정적인 유전자가 있어서 뚱뚱해지는 것이 아니라 주어진 환경에 맞춰 몸이 적응한 결과 살찌는 체질이 되었다는 주장이다. 이 이론은 태아 시절 영양실조를 겪고 태어난 스몰베이비Small Baby들을 관찰하면서 제기됐다. 2차 대전 막바지 네덜란드에서는 식량 배급이 끊겨 혹독한 시기를 보냈다. 이때 태어난 저체중 신생아들을 추적조사 해봤더니 남들보다 쉽게 뚱뚱해졌다는 것이다. 어렸을 때 받은 스트레스가 평생 가는 체질을 만든 것일까? 제법 설득력 있는 추론이지만 이 가설은 따져보면 결국 유전자가 아니라 환경의 중요성을 강조하고 있다!

만들어진 비만 – 유전자는 죄가 없다!

스스로 물만 마셔도 살이 찌는 체질이라며 믿어온 이들은 점차 느끼고 있을 것이다. 처음엔 다들 '사람을 뚱뚱하게 만드는 특정 유전자 하나가 문제다! 그것만 제거하면 비만은 해결된다'는 식으로 접근했다. 그러나 시간이 흐르면서 점차 환경 변화와 생활습관 쪽으로 무게가 옮겨가고 있다. 미지의 비만 유전자 한두 개를 원흉으로 지목하는 단편적인 발상은 유전자에 대한 후속 연구가 거듭될수록 힘을 잃어가고 있다. 생명과 유전자의 관계란 방 안의 스위치를 켰다 끄는 것처럼 단순한 문제가 아니었다는 사실만 확인해 나가는 중이다.

바로 그런 생각 자체가 문제다. 비만은 물론이고 고혈압, 당뇨, 고지혈증 같은 대사증후군을 만드는 '스위치'를 찾으려는 생각 말이다. 마치 주사 한 방으로 병을 낫게 하듯이 살을 뺄 수 있을 거라는 믿음. 그리하여 발견되지 않은 모종某種(어떠한)의 유전자에 자꾸 책임 소재를 떠넘기려는 태도!

지금도 가십성 건강 기사에는 이런 '스위치' 하나를 찾았다는 소식이 주기적으로 반복된다. 그로부터 몇 년 뒤 유전자가 비만에 기여하는 부분은 5%도 넘지 못한다는 실망스러운 연구 결과가 발표됐다. 체질이라고 스스로 믿고 싶겠지만 사실 스스로 찌운 살일 가능성이 95% 정도 된다. 엄마, 아빠, 동생, 내 몸이 동글동글한 건 조상 탓이 아니라 같은 공간에서 같은 식사를 하고 같은 생활습관을 공유하기 때문이다. 전혀 다른 조상을 가지고 성장 환경도 생활습관도 달랐던 두 남녀가 부부가 되면 나란히 살이 찌는 경우를 자주 본다. 부부는 왜 닮는 걸까? 같은 환경, 같은 생활습관을 공유하기 때문이다.

복잡한 문제를 간단히 해결할 순 없다!
- 이기적인 다이어트가 답!
우리가 체질, 내력, 가풍, 유전 등 운명적으로 정해진 것이라고 믿었던 것 가운데 상당수는 주어진 환경에 대한 적응의 결과다. 유전자와 환경의 상호작용에 따라 당신의 체질은 얼마든지 바뀔 수 있다. 특히 다이어트에 관해서는 더욱 그렇다. '증후군'으로 분류되는 유전병이 아닌 이상 비만은 한두 개가 아니라 수십 개의 유전자가 관여하며 환경과 습관이 다시 변수로 작용한다. 당신이 막연히 상상해왔을 '물만 마셔도 살찌게 만드는 유전자 A'의 실체는 확인된 바 없다. 그리고 앞으로도 끊임없이 '비만과 관련된 핵심 인자를 발견했다, 따라서 해결책도 곧 나올 것이다' 라는 식의 발표가 이어질 것이다. 그러나 그 하나만 가지고 살을 뺄 수 있게 되는 날은 오지 않으리라 확신한다.

당신은 태어났지만 만들어진 존재다. 그리고 지금도 만들어지고 있으며 당신을 만들어 나가는 것은 바로 당신 자신이다. 오히려 우리가 신경을 써야할 지점은 존재하지 않는 유전자가 아닌 환경 변화다. 직접 사냥하고 농사지어 먹던 시절과 달리 우리 주변을 둘러싼 환경을 능동적으로 조절하기가 점점 어려워지고 있다. 생산자의 얼굴과 재료를 확인할 수 없는 가공식품, 생체리듬과 상관없이 돌아가는 불야성不夜城(밤에도 대낮같이 밝은 곳)의 유흥가, 대량 생산 시스템에 맞춰진 경제와 소비 패턴, 잔혹한 직장 상사와 야근을 강요하는 사회 분위기, 줄어드는 복지 예산과 늘어나는 스트레스 등 통제 불가능한 외부 환경이야말로 당신을 살찌게 하는 주범이다. 지금 시대가 당신을 살찌게 만들고 있다.

이기적인 다이어트 상담을 시작하기 전에 당부하고 싶은 내용은 다음과 같다. 세상일은 무엇이든지 그렇게 간단하지 않다. 아마 당신은 '이것만 죽도록 해!' 내지는 '이것만 먹어' 혹은 '이것만 먹지 마' 같은 간단한 대답을 원할 것이다. 스위치를 껐다 켜듯이. 그러나 유전자와 환경의 상호작용이란 그렇게 간단하지 않은 거라는 것을 누차 강조했다. 앞으로 이어질 질문들에 대한 답변은 시어머니 잔소리보다 복잡하고 불편할 수 있다. 사실 그래야 정상이다. 수십 가지 유전적 변수가 수백 가지 환경적 요인을 만나 이리 뛰고 저리 뛰는 게 다이어트다. 거기서 '균형점'을 찾는 것이 관건인데 이 균형이란 어느 특정 한 지점에 딱 맞춰 고정된 것이 아니다. 생명이 있는 것은 모두 진동한다. 몸은 멈춰 있지 않다. 균형을 찾아 멈춰선 것처럼 보이는 순간에도 기준점을 중심으로 오르락내리락, 허물었다 다시 짓는 것을 반복하고 있다. 간단한 방법으로 고정된 균형점을 찍고 움직이지 않겠다는 생각을 버려라.

이를 가능하도록 돕는 것이 '이기적인 다이어트'다. 이기적인 사람이라면 자신에게 돌아올 이득을 위해 깊게 생각하고 신중히 움직일 것이다. 스스로를 귀한 존재라고 여긴다면 좋은 것만 보고, 좋은 것만 먹고, 좋은 것만 입고 쓰려고 할 것이다. 정체불명의 뜬소문이나 근거 없는 주장에 이리저리 흔들리지도 않을 것이다. 5% 비중의 유전자를 탓하기보다는 95% 비중의 환경에 맞서 스스로를 지키자. 앞으로 이어질 수십 개의 질문에 대한 답은 당신이 이기적으로 생각하고 먹고 쓰고 움직이기 위한 구체적인 방안에 대한 것이다.

바로 지금, 이기적인 다이어트 상담소를 시작한다.

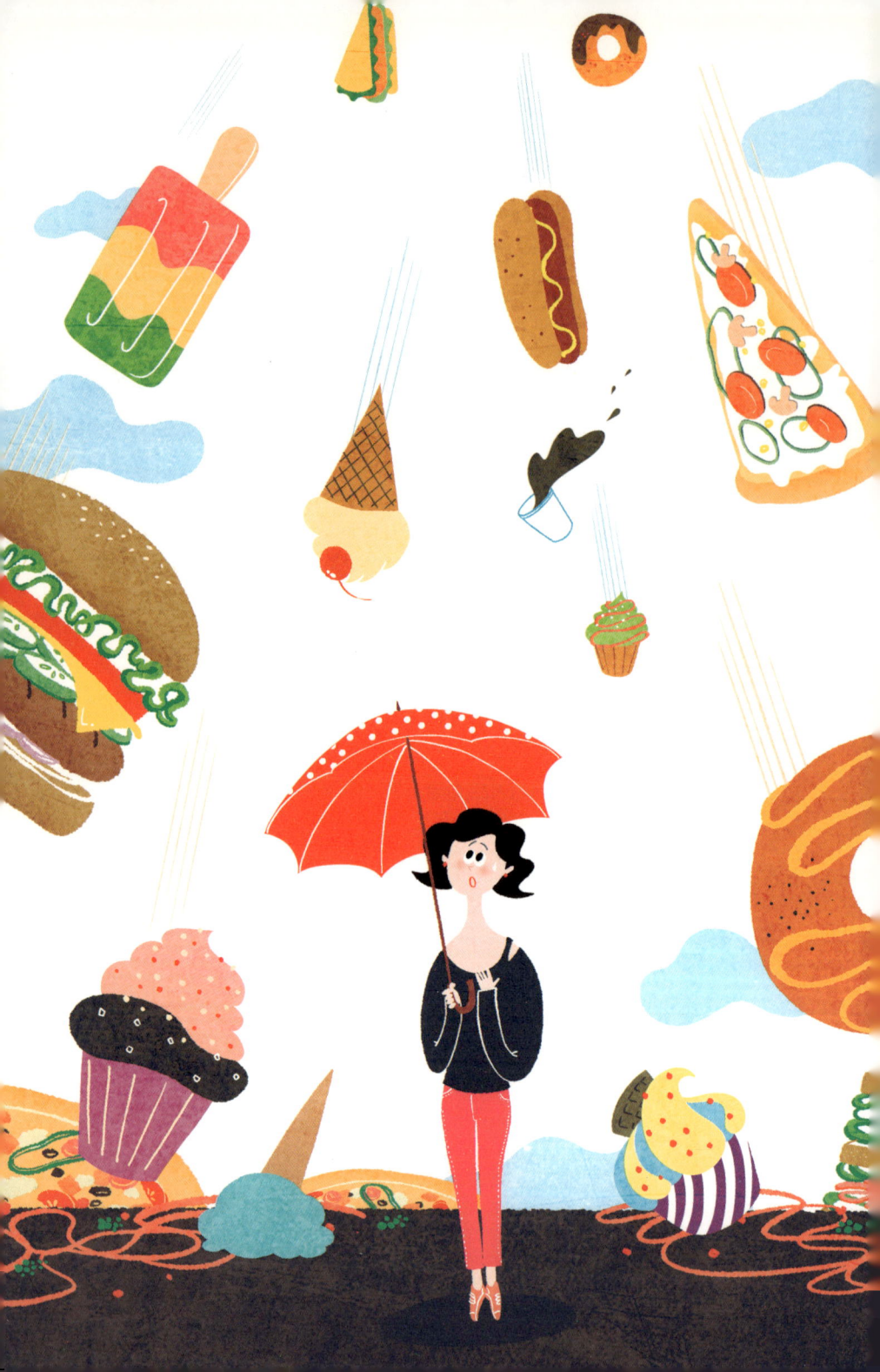

CHAPTER 1

먹방의 습격으로부터
나를 지켜낸다는 것

한식은
건강식이
아니다

1st
QUESTION

다이어트를 할 때마다 저를 곤란하게 만드는

방해꾼이 한 명 있습니다. 사실은 우리 엄마예요.

부모님과 함께 살면서 매일 아침과 저녁을

엄마가 해주는 밥을 먹거든요.

근데 제가 다이어트를 결심하고 식단 관리에 들어가면

꼭 엄마의 방해가 이어져요.

"다른 건 몰라도 밥은 꼭 먹어야 한다" "한국인은 밥심이다"

"김치 안 먹고 어떻게 사니?" "밥이 보약이다"

엄마의 극성 때문에 다이어트는 매번 작심삼일.

과연 누가 맞는 걸까요?

엄마의 고집을 이기는 방법 없을까요?

통념을 깨기란 쉽지 않은 일이다. 그것이 민족이나 전통처럼 딱딱한 갑옷을 두르고 있을 경우엔 더욱 그렇다. 이를 깨뜨리려는 시도는 큰 반발을 부른다. 가령 '밥이 보약이다'라는 말을 듣고 자란 이들에게 '밥이 문제다'라고 말한다면 어떤 표정을 지을까? '기름진 서구식=비만과 각종 대사 증후군 VS 식물성 한식=건강 식단'이라고 철석같이 믿고 있을 엄마에게 전해줘야 한다.

"아니요. 요즘엔 그 한식이 더 큰 문제가 됩니다."

한식, 넌 누구냐

사실 한식에 대해 논하기에 앞서 '한식이란 무엇인가'라는 질문에 답하는 것이 순서다. 이에 대한 해답을 찾아가는 과정 자체에 큰 의미가 있다. 일단 막연히 믿어왔던 고정관념들이 뿌리 뽑힌다. 상상의 공동체로서의 민족, 외부에서 유입된 전통들이 차례로 실체를 드러내기 때문이다. 한식으로 분류하는데 아무도 이의를 제기하지 않을 배추김치를 놓고 보자. 배추김치의 역사는 100여 년 안팎에 불과하다. 아삭한 식감이 두드러지는 김장배추는 임오군란(1882년) 이후 청나라 군대를 따라 중국에서 전래했다. 그러나 단 백여 년 만에 한국을 대표하는 식재료로 자리 잡았다. 김치 양념에 빠질 수 없는 고추도 마찬가지다. 원산지를 남미로 하는 고추는 임진왜란(1592~1598년) 이후 네덜란드 무역상들을 통해 일본을 거쳐 한반도에 들어왔다. 지금으로부터 약 400년 전의 일이다. 우리가 한식이라고 해서 반만년의 역사를 생각하며 유구한 전통을 떠올리는 순간 수많은 한식이 우리에게서 멀어진다. 그래서 '한식이란 무엇인가?'라는 질문은 단답식으로 답하기 곤란하다. 차근차근 관찰을 통해 여러 사람이 공감할 수 있을 만한 특징을 나열해 보자.

특징 1. 흰쌀밥에 대한 집착

조선 시대 청에 사신으로 다녀온 서유문의 한글 기행문 〈무오연행록戊午燕行錄〉(조선 후기에 서유문이 지은 연행록) 가운데 한 대목으로 이런 내용이 나온다. 조선 사절단使節團(나라를 대표하여 외국에 파견되는 사람들)의 아침 식사를 본 청나라 사람들은 깜짝 놀란다. 대륙에선 밥을 고봉高捧밥(그릇 위로 수북하게 담은 밥)으로 담지 않고 고기 요리 하나, 채소 요리 하나 정도만 두고 간략히 먹는데 조선 사람들은 밥을 고봉밥으로 듬뿍 쌓아 올리고 반찬은 한 상에 여남(열이 조금 넘는 수) 가지씩 펼쳐놓고 먹으니 신기하게 여겼다는 것이다.

일종의 페티시Fetish에 가까운 '밥'에 대한 집착과 '대식'이다. 조선인들의 대식가 기질은 우리와 같이 쌀을 먹는 동아시아 문화권 내에서도 독보적이었다. 대륙의 시선을 보여주는 〈무오연행록〉의 기록 외에도 임진왜란 당시 군량 정보를 기록한 〈쇄미록〉에는 '일본군의 성을 점령하고 밥공기가 간장 종지만한 것을 보고 놀랐다'거나 '조선군은 장병 1인당 한 끼에 쌀 7홉을 먹었다'라는 이야기가 전해진다. 서양인들의 왕래가 활발해지는 구한말 개화기에는 사진 자료나 도판을 통해 한반도의 식습관이 전해지고 있다. 이처럼 한반도의 사람들은 정말 무시무시하게 많이 먹었다.

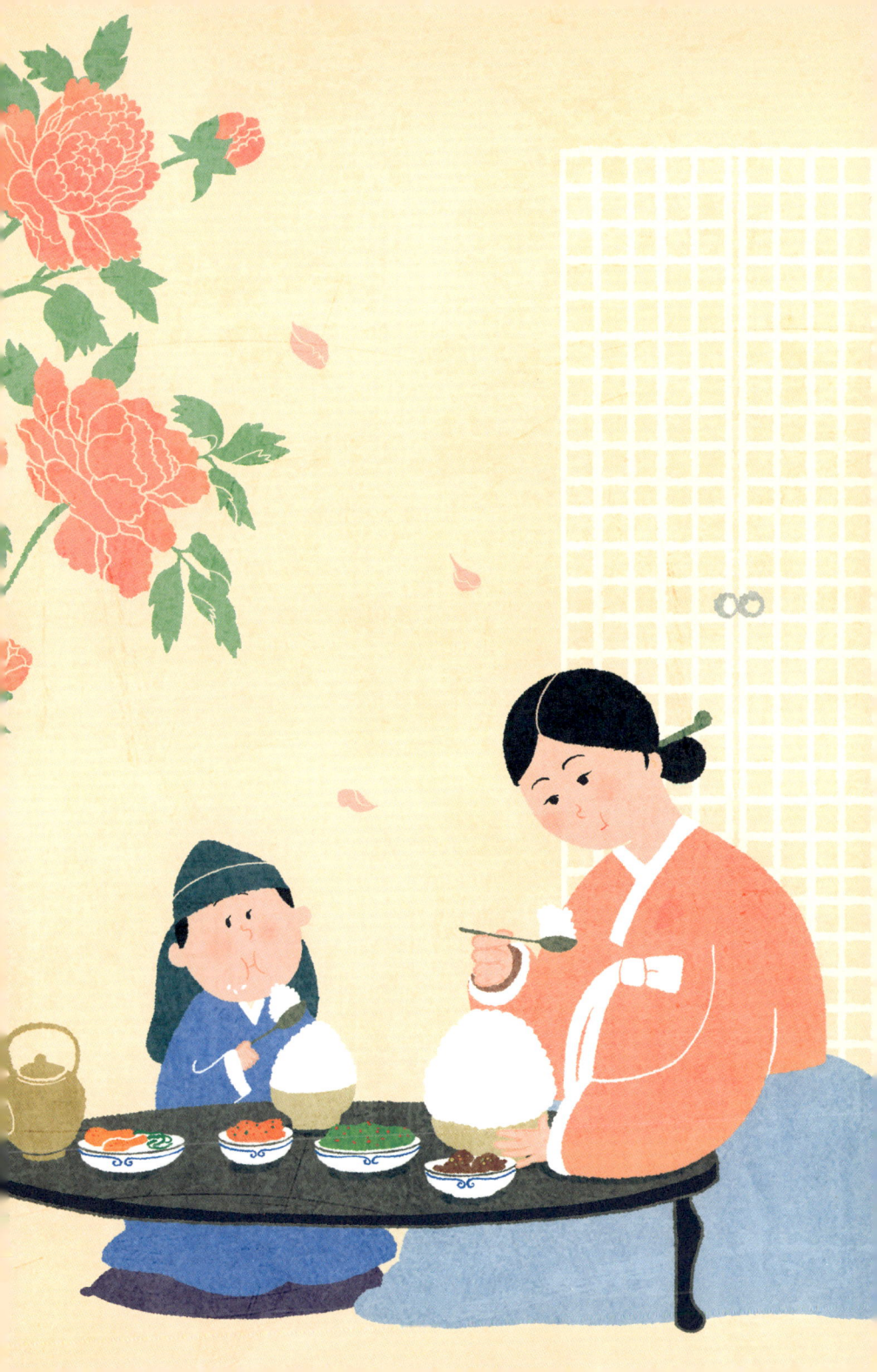

그 대식의 중심에는 밥, 특히 흰쌀밥이 있었다. 고기를 배부르게 먹고도 공깃밥 한 공기를 따로 시키는 한국인의 식성은 하루아침에 만들어지지 않았다. 월사 이정호를 초대했던 재상의 탄식으로 미뤄보아 이는 꽤 오래전부터 한반도에 살았던 사람들의 공통된 습성으로 보인다. 오늘날에도 줄곧 이어지고 있는 한식의 가장 큰 특징은 바로 이 쌀에 대한 집착이다. 이는 한식의 또 다른 특징을 낳는다.

특징 2. 밥을 많이 먹기 위한 보조수단, 반찬

쌀을 주곡으로 삼으면서 한식의 상차림도 양식과 구분되는 특징이 생겼다. 한식의 상차림은 크게 밥(주식)과 반찬(부식)으로 나뉜다. 간혹 한식을 해외에 알리겠다며 반찬을 사이드 디쉬Side Dish로 번역하는 이들이 있는데 좋은 번역이 아니다. 양식에서 전채요리(에피타이저)와 본 요리(메인 디쉬)가 나오는 방법을 생각해보면 한식과 양식의 상차림은 그 구조가 180도 다름을 알 수 있다. 코스 요리로 서빙 되는 양식의 상차림은 시간적 순서를 따른다. 반찬의 기능을 떠올려 본다면 스테이크에 앞서 나오는 샐러드나 수프를 '반찬'으로 번역하는 건 오역이다.

한식의 상차림은 '시간'이 아닌 '공간'을 따른다. 즉 모든 요리가 동시에 나온다. 이것은 주식인 밥을 효과적으로 먹기 위해서다. 한식의 반찬은 양식의 에피타이저와 기능 자체가 다르다. 에피타이저가 그 자체로 독립된 하나의 요리라면 반찬은 주식인 밥에 종속되어 있다. 밥을 맛있게, 많이 먹기 위한 보조수단이 반찬이다. 밥은 조미助味되어있지 않은 무미無味 상태인데 여기에 짜고, 맵고, 시고, 달고, 쓴 오미五味를 가미해 먹을 수 있도록 돕는 것이 반찬의 임무다. 따라서 반찬에 가장 가까운 역어譯語는 스테이크가 서빙될 때 한 접시에 딸려 나오는 가니쉬Ganish(곁들이)다. 국이나 찌개도 기능면에 있어선 반찬과 똑같은 역할을 한다. 이러한 특징은 밥상의 중심, 쌀을 주식으로 삼았기 때문에 생겨난 것이다.

특징 3. 식물성 재료

한식 예찬론자들의 주된 근거이기도 하다. 한식에서는 동물성 지방과 단백질을 찾아보기 어렵다. 이는 양식과의 대조를 이루면 더욱 선명해진다. 이탈리아, 프랑스, 독일, 영국 할 것 없이 서구의 요리에 가장 애용되는 식용유는 단연 버터다. 우유에서 분리된 유지방으로 만들어진 버터로 굽거나 지진 요리가 서양식의 핵심을 이룬다. 버터 이외에도 라드Lard(돼지 비계를 굳힌 식용유)와 같은 동물성 지방이 두루 애용된다. 올리브유를 제외하면 서양요리에서 식물성 식용유의 사용은 드문 일이다. 반대로 한식은 동물성 지방을 식용유로 사용하지 않는다. 참기름, 들기름, 콩기름과 같이 한식의 조리법에 사용되는 식용유들은 대부분 식물성이다.

동물성 지방뿐만 아니라 동물성 단백질도 드물었다. 그러나 이것을 두고 한반도의 사람들이 고기를 싫어했다고 오해해선 안 된다. 한반도에서 육식에 대한 기록은 맥적貊炙(너비아니의 원조), 설야멱雪夜覓(불고기의 원조)과 같이 삼국시대까지 거슬러 올라갈 정도로 유구하다. 불교의 영향으로 오랫동안 육고기를 먹지 않아 온 일본인들에게 고기를 구워먹는 법을 전한 것도 재일교포들이다. 그럼에도 불구하고 일상 식탁에 고기가 오르기 어려웠던 것 역시 주곡 작물인 쌀 때문으로 보인다. 농업에 쓰여야 할 소는 도축대상이 아니었고 이는 '이팝(쌀밥의 북한 사투리)에 쇠고깃국을 배불리 먹어보는 게 소원'이라는 민족적 염원으로 이어졌다.

한식은 결코 건강식이 아니다

한식은 문제점이 많은 식단이다. 전통이란 고정관념을 벗어나 한식을 영양학적 측면에서 객관화 시켜보자. 먼저 한식은 3대 영양소 사이의 균형에서 벗어나 있다. 이는 밥을 주식으로 삼으면서 나타난 현상이다. 우리는 '밥을 먹지 않으면 식사를 한 것이 아니다'라는 믿음을 가지고 있다. 따라서 영양소의 비율과 배분에 상관없이 우리는 '밥' 이외의 것을 모두 '반찬'으로 여긴다.

급식소나 구내식당을 담당하는 일선 업체들은 쌀을 주식으로 분류하고 반찬을 부식으로 분류한다. 그 와중에 영양면에서 쌀과 같은 녹말Startch이나 곡류Grain로 분류되어야 할 국수, 콩자반, 부침개 등도 '쌀밥'이 아니라는 이유로 모두 부식으로 분류한다. 한국식 국수뿐만 아니라 스파게티, 메밀국수, 우동 역시 반찬처럼 소비되고 있는 실정이다. 주식인 쌀을 통해서 탄수화물을 섭취했다면 나머지 반찬들을 통해서 단백질과 지방, 섬유질, 비타민, 미네랄 등을 조화롭게 섭취해야겠지만 현실은 그렇지 않다. 밥이 아니면 똑같은 탄수화물(밀가루)로 만들어진 '국수'까지 반찬의 범주에 넣고 있다. 결과적으로 한국인의 식탁에는 지나치게 많은 탄수화물(특히 녹말)이 오르고 있다.

이는 '탄수화물을 효과적으로 섭취하기 위해 나트륨을 많이 먹는 방향'으로 식습관이 진화하면서 나타난 현상이기도 하다. 맵고 짠 음식을 우리가 유달리 좋아하는 이유는 '무미'한 밥을 쉽게, 많이 먹도록 도와주기 때문이다. 그 와중에 고춧가루와 소금, 젓갈은 서로 상부상조해왔다. 그 정점에 선 음식이 '김치'다. 본래 김치는 지금처럼 맵고 짜지 않았을 것이다. 김치의 어원인 '딤채'란 야채를 소금물에 절인 장아찌나 동치미에 가까운 개념이었다. 그것이 임진왜란(1592~1598년) 이후 고춧가루가 전래되면서 극적인 변화를 더 한다. 보존기한이 늘어난 것이다. 고춧가루가 가진 방부효과와 소금이 가진 염장효과가 더해지면서 김치에는 굴, 황석어黃石魚(바닷물고기), 새우와 같은 수산물과 '젓갈'이 가세하게 되었다. 그 결과 한꺼번에 섭취할 수 있는 나트륨의 총량이 폭발적으로 증가했고 맛은 더욱 풍부하고 자극적으로 변했다. 이는 다시 밥을 많이 먹게 했다. 밥 먹고 김치 먹고, 맵다고 다시 밥 먹고 심심하니 다시 김칫국물에 밥 비벼먹는 연쇄작용이 시작됐다.

국과 찌개 역시 마찬가지다. 찌개에 대해서는 한국학중앙연구원에서 펴낸 〈한국민족문화대백과〉의 표현을 그대로 옮겨본다. '우리나라 사람은 찌개를 매우 좋아하는 식성을 가지고 있다. 그 이유의 하나로 간이 없는 밥에 찌개를 곁들여 먹으면 밥을 먹기가 좋다는 점을 들 수 있다'

이처럼 찌개의 의미는 '국물 있는 반찬임'을 알 수 있다. 사실 찌개라는 것 자체가 한식이 '탄수화물을 효과적으로 먹기 위해 나트륨을 많이 먹는 방향'으로 진화하는 과정에서 탄생한 요리로 볼 수 있기 때문이다. 찌개라는 표현의 원형으로 추정되는 '조치'라는 단어는 19세기 말의 문서인 〈시의전서是議全書〉에 처음 등장한다. 찌개라는 단어의 쓰임은 20세기 들어서의 일이다. 국을 더욱 짜게 극적으로 진화한 음식이 찌개임을 알 수 있다. 그렇다면 국은 괜찮을까? 그렇지 않다. 국 역시 나트륨을 효과적으로 섭취하기 위한 수단이라는 점에서 매한가지다.

식품영양정보에서 국물 요리의 나트륨 함량을 살펴보면 의외로 높음을 확인할 수 있다. 물에 희석하기 때문에 혀끝에는 덜 짜게 느껴지더라도 흡수하는 총량은 상당하다. 국물이 짜게 느껴질 정도로 간을 맞췄다면 대개 국물 한 사발이 세계 보건 기구(WHO) 일일 식염 섭취 권장량(2,000mg)에 육박해 있다. 시중에 유통 중인 라면류는 1인분 나트륨 함량이 일일 권장량에 맞먹는다.

이 모든 문제의 출발점인 '쌀'도 영양학적으로 몹시 취약한 식품이다. 쌀밥을 먹는 습관이 비만과 2형 당뇨(후천성 당뇨)의 원인이 될 수 있다는 사실을 우리는 인정해야 한다. 쌀의 주성분인 탄수화물은 에너지원이면서 동시에 잉여량은 차곡차곡 지방으로 전환된다. 지방과 화학적 조성 자체(C, H, O)로 유사하기 때문이다. 반대로 질소(N)가 포함된 단백질이 지방으로 전환이 어렵다. 대부분 고기를 많이 먹어 살이 쪘다고 믿는 사람들은 고기에 붙은 지방질 때문이거나 고기를 많이 먹는 만큼 밥을 탐식食食해서 그렇게 된 것이다. 게다가 도정 백미는 글리세믹 인덱스 (GI)뿐만 아니라 글리세믹 로드(GL)값까지 설탕과 동급이다. 이런 도정 백미를 다량 장복長服하는 것은 체내 인슐린 대사 과정을 교란시켜 비만과 후천성 당뇨병을 유발할 수 있다.

혹자는 '쌀은 필수 아미노산 조성이 다른 곡류에 비해 뛰어나고 부족분은 콩류와 조합해 충분히 보충할 수 있는 훌륭한 곡물이다'라는 논리를 내세워 백미 섭생을 옹호한다. 어디까지나 이론적으로는 맞는 이야기다. 하지만 비건Vegan이 아닌 이상 훨씬 더 적은 양을 먹어 간단하게 영양학적 균형에 도달할 수 있는 육류를 애써 배제하면서 과량의 백미를 섭취해 살을 찌울 필요가 있을까 자문해보기 바란다. 흰쌀밥에 열광하는 것은 오로지 취향의 문제지 건강의 문제가 아니다. 그 과정에서 쌀을 목 뒤로 쉽게 넘기기 위해 나트륨을 과다 섭취하는 문제가 추가로 발생한다. 이는 다시 고혈압과 위장질환의 발생위험을 낳는다. 한식은 양식과 달리 식물성 음식으로 구성된 건강 식단이며 서구에 비해 낮은 대장암과 성인병 발생지수가 이를 증명한다고 주장하는 이들이 밝히지 않는 불편한 진실을 우리는 직시해야 한다. 한식을 먹으면서 섭취한 엄청난 양의 나트륨 덕에 우리는 세계적인 위장질환과 고혈압 발병 국가가 되었다.

밥은 절반으로 고기는 많이, 야채는 더 많이

현대의 한식은 단순히 살이 찌기 쉬운 것을 넘어서 고혈압이나 위장질

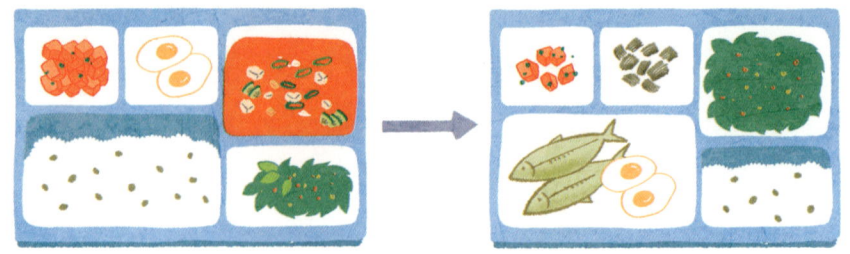

식판을 뒤집어라

환으로 이어질 소지가 다분하다. 이제 엄마의 밥심과 맞서 싸워야 할 이유가 분명해졌다. 어떻게? 아주 간단하게 요약한다면 '밥은 절반으로 고기는 많이, 야채는 더 많이' 되겠다.

국과 밥을 주식으로 삼기 위해 큰 구멍이 뚫려있고 그 위에 작은 반찬 구멍이 옹기종기 모여있는 '한식' 식판을 보면 거꾸로 뒤집고 싶은 충동에 사로잡힌다. 잔반통에 밥을 버리라는 소리가 아니다. 방향을 돌려 뒤집으라는 말이다. 밥을 담으라고 만든 가장 큰 구멍에 반찬을 담고 국 대신 채소를 담는다. 그리고 원래 반찬을 담도록 만들어진 가장 작은 곳에 밥을 담아보자.

밥에서 시작하자. 탄수화물의 종류를 바꾸는 것은 물론 양도 줄여야 한다. 식사는 잡곡으로 대체하고 밥공기의 크기를 반으로 줄이자. 음식 섭취량 자체를 줄이라는 뜻이 아니다. 배를 채우기 위해 습관적으로 추가해 먹는 공깃밥, 국수를 먹을 때 사리를 추가해 먹는 습관을 버리라는 뜻이다. 이를 위해선 자연스럽게 저염식으로 옮겨간다. 짜게 먹을수록 더 많은 밥을 찾게 되기 때문이다.

탄수화물로 쏠려 있던 균형을 맞추기 위해 고기반찬의 비중을 지금보다 늘려야 한다. 이 부분이 가장 큰 심리적 장벽으로 작용할 것이다. 육류는 혈관 질환에 나쁘다는 편견과 다른 식재료에 비싼 육류의 가격이 장바구니를 압박할 것이다. 육고기로 쉽게 움직이지 않는다면 생선, 달걀과 같은 다른 동물성 식품으로 부족분을 채우도록 노력해야 한다.

채소를 더 많이 먹으라는 주문은 언뜻 이해가 어려울 것이다. 한식의 반찬에서 절대다수를 차지하고 있는 게 식물성 음식이다. 그러나 이들 태반이 '절임 채소'라는 사실이 문제다. 식물성 음식이라며 소금이나 간장에 절인 무침, 장아찌, 조림, 김치를 떠올려선 곤란하다. 이런 식의 가공된 채소들은 우리의 기대와 달리 영양적 불균형을 초래하기 쉽다. 나물을 예로 들어보자. 일단 물에 데치는 과정에서 무기질과 수용성 비타민의 상당 부분이 손실된다. 절임 과정에서 추가된 나트륨이 고혈압과 위장질환의 주범이다. 실제로는 나트륨과 섬유질만 섭취하는 꼴이다. 채소의 비중을 늘리라는 말은 김치나 장아찌를 더 먹으라는 뜻이 아니다. 아무런 간을 하지 않은 배추, 상추, 깻잎 같은 잎사귀 채소로 쌈을 먹거나 오이, 당근 등을 자른 야채 스틱에 생된장이나 고추장을 조금씩만 찍어 반찬 삼으라는 말이다.

밥은 적게, 고기는 많이, 채소는 더 많이. 그 안에 숨은 뜻은 흰쌀밥과 소금기로부터의 탈출이다. 식탁에서 시작되는 밥심과의 전쟁이 성공적인 다이어트로 가는 첫걸음이다.

밥, 빵, 면, 떡
한 글자들을
끊어라

2nd
QUESTION

이번엔 질문을 받지 않고 대신 퀴즈를 하나 내겠다.

다음 세 영화배우가 나눠 가진 공통점을 찾아보시오.

조지 클루니, 르네 젤위거, 로버트 드 니로.

문제가 조금 어렵게 느껴질 수도 있겠다.

영화배우라는 점을 제외하면 서로 성별도 다르고,

세대도 다르고, 공동출연작도 없는 세 사람을 한데 묶는

공통점을 발견하기란 쉬운 일이 아니다.

혹시 르네 젤위거와 조지 클루니가 한때

'그렇고 그런 사이'였다는 점에서 힌트가 있지 않을까?

하지만 답은 의외의 지점에 있다.

정답은 '세 명 모두 배역을 위해 살을 찌우는 다이어트를 해본 적이 있다' 되겠다. 남들은 빼지 못해 고생인데 누구는 찌우기까지 하다니, 이 무슨 배부른 소리란 말인가? 나와는 상관없는 별나라 세계의 이야기라 외면하지 말고 끝까지 들어보자. 살을 찌우는 법을 알고 있다면 그것은 살을 빼는 법 역시 알고 있다는 뜻이다. 거꾸로 다이어트, 즉 살찌는 법을 뒤집으면 그게 곧 살빼는 법이 될 수도 있다! 지금부터 살을 찌우기 위해 고생한 할리우드 스타 삼인방의 '살찌는 비법'을 전수받아보자.

르네 젤위거의 이야기

영화 〈브리짓 존스의 일기Bridget Jones's Diary(2001)〉에서 뚱뚱한 30대 노처녀역을 맡은 르네 젤위거Renee Zellweger에게 내려진 특명은 살찌우기였다. 젤위거는 사실 〈브리짓 존스의 일기〉 이전까지만 해도 '할리우드에서 가장 작은 사이즈의 옷을 입는 여자'라고 소개되곤 했을 정도로 마른 체형이었다. 배역을 위해 거의 10kg 가까이 살을 찌워야 하는 상황에서 그녀가 택한 방법은 '하루에 도넛 20개 먹기'였다. 이때 얻은 살찌는 노하우는 훗날 '구남친' 조지 클루니에게로 전수되는데…….

조지 클루니의 이야기

살을 찌워가며 조지 클루니George Clooney가 소화한 배역은 〈시리아나Syriana(2005)〉의 전직 CIA 요원이었다. 실제보다 나이 든 역할을 맡기 위해 덥수룩한 수염과 메이크업 이외에도 15kg의 나잇살이 주문됐다. 헤어진 여자 친구이자 살찌우기 경험자인 젤위거의 도움을 받아 클루니가 내린 결론은 '파스타'였다. 온종일 대접Bowl으로 파스타를 먹고 또 먹었다고 한다. 노력의 대가는 아카데미 남우조연상으로 돌아왔지만 막상 촬영 기간엔 우울증에 빠질 정도로 고생했다고 전해진다.

로버트 드 니로의 이야기

사실 시기를 따져 본다면 이 둘보다 훨씬 앞서 로버트 드 니로Robert De Niro가 있었다. 〈분노의 주먹Raging Bull(1980)〉 촬영 당시 1인 2역을 소화하기 위해 로버트 드 니로는 20kg 넘게 살을 찌웠다. 엄밀히 말하자면 1인 2역이 아니라 '한 사람의 두 시기'를 연기하기 위해서였다. 〈분노의 주먹〉은 실화를 바탕으로 하는데 모델이 된 실존 인물은 젊어서는 근육질의 권투선수였으나 선수 은퇴 후 엄청나게 뚱뚱해지면서 노후엔 밤무대 코미디언으로 전락한 인생을 살았다. 현실 속에선 수십 년에 걸쳐 일어난 한 인물의 여로를 영화 속에 담아내기 위해 대역이나 분장 대신 직접 살을 찌웠던 것이다. 당시 그가 살을 찌운 비법은 '파스타와 아이스크림'이었다.

퀴즈 둘

여기서 불현듯 허를 찌르는 두 번째 퀴즈. 파스타, 도넛, 아이스크림……. 이 세 음식 사이의 공통점을 찾으시오. 고칼로리? 고지방? 가공식품? 아니다. 정답은 바로 '하얀 가루를 주재료로 삼는 음식들' 되시겠다. 밀가루, 소금, 설탕, 옥수수 전분, 감자 전분, 쌀가루 등을 떠올리면 된다. 한국식으로 표현하자면 '밥, 빵, 면, 떡'에 해당하는 음식들이다. 이들 '하얀 가루 일당'들은 사람을 쉽게 살찌게 한다.

이 하얀 가루들 사이에서도 먼저 밀가루, 옥수수 전분, 쌀가루와 같은 곡물들을 살펴보자. 이들은 통칭 녹말Starch이라는 이름으로 불린다. 기억력이 좋은 사람이라면 초등학교 '실험관찰' 시간 때 배운 '요오드-녹말 반응 실험'을 떠올릴지도 모르겠다. 맞다. 바로 그때 그 녹말이다. 곡식에 주로 들어있는 고밀도 탄수화물로 입 안에 넣고 오래오래 꼭꼭 씹으면 단맛이 나는 포도당으로 분해된다. 포도당은 설탕의 주성분이다. 다이어트의 적, 1순위인 설탕에 대해선 굳이 설명할 필요가 없을 것이다. 그러니까 사실 밥, 빵, 면 같은 이 녹말 덩어리들은 당장 단맛이 느껴지지 않을 뿐이지 살찌는 데 있어선 설탕 덩어리와 크게 다를 바 없다. 이들 가운데서도 특히 '앞잡이'라 할 수 있는 밀가루가 가장 위험하다.

TIP

녹말인 듯, 녹말 아닌, 녹말 같은 너~ 바나나

하얀 가루 디톡스를 권할 때마다 들어오는 날카로운 질문. "녹말에 바나나도 들어가나요?" 난감한 질문이다. 식이섬유와 전해질이 풍부해 다이어트식으로 추천되는 바나나. 그러나 엄밀히 따지면 바나나도 식물이 열매에 저장한 고밀도 탄수화물이므로 녹말이 맞다. 엄밀히 따지면 하얀 가루로 분류되어야 한다. 그러나 바나나에겐 약간의 면죄부를 줄 수 있다. 식이섬유가 워낙 풍부한데다가 생식으로 먹는 데서 오는 보너스 점수 때문에 같은 양의 밥, 빵, 면, 떡에 비해 살이 덜 찐다. 하얀 가루 디톡스를 시도할 때 바나나는 예외적으로 허용한다.

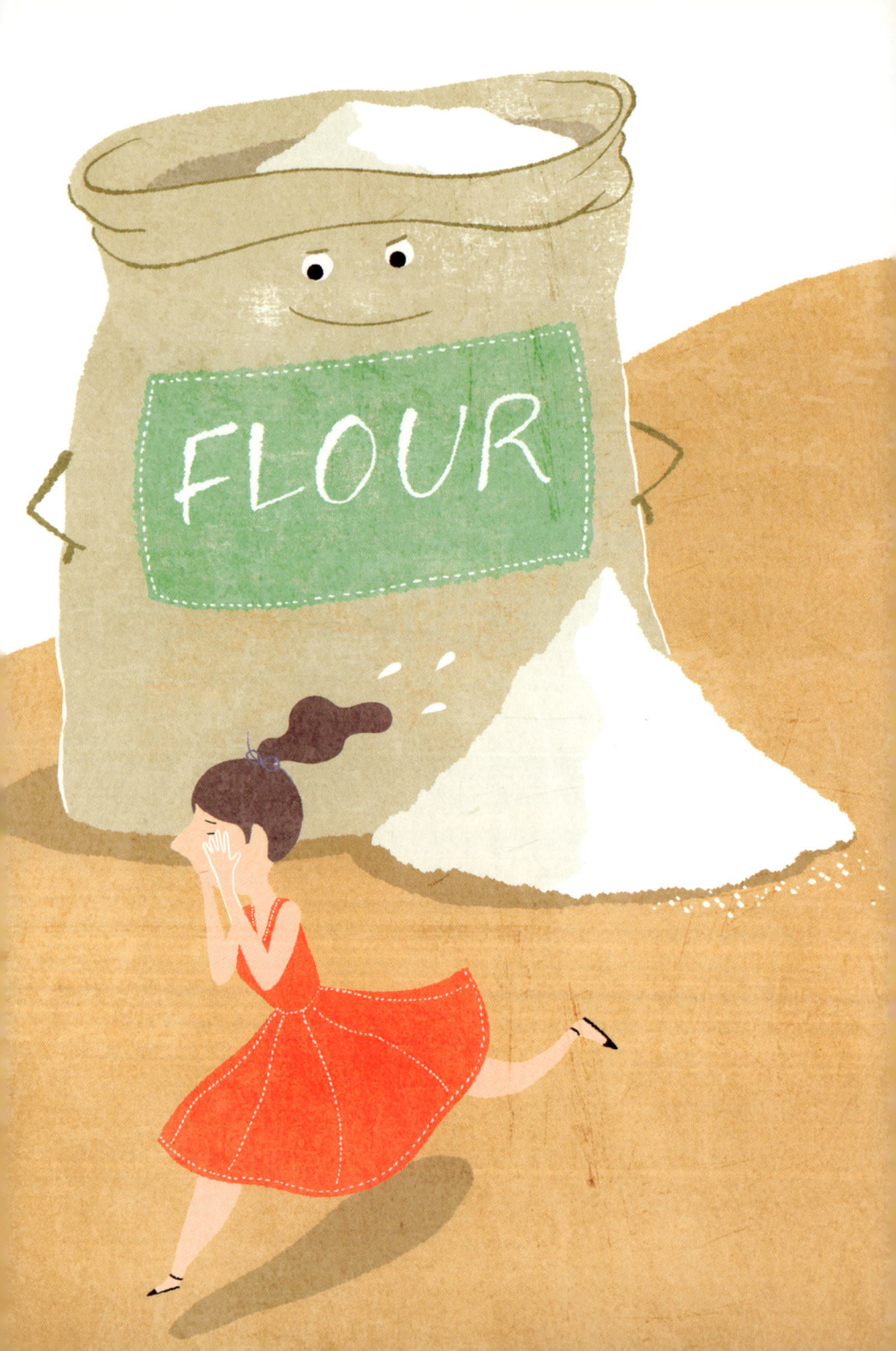

옥수수나 쌀과 달리 식물성 단백질의 일종인 글루텐Gluten을 포함하고 있어 빵이나 국수 형태로 다양하게 가공할 수 있는 밀가루는 우리를 한 없이 깊은 폭식의 바다로 끌어들인다. 앞에서 조지 클루니와 로버트 드 니로가 선택한 파스타도 결국 밀가루를 싫어 만든 국수고 르네 젤위거 가 선택한 도넛은 기름에 튀긴 밀가루 반죽이다. 로버트 드 니로가 선택 한 아이스크림은 설탕과 지방을 섞어서 얼린 것이다. 따라서 가장 빠르 고 확실한 거꾸로 다이어트는 이들 하얀 가루를 실컷 먹는 것이다.

하얀 가루 디톡스

하지만 우리의 목적은 살을 찌우는 것이 아니다. 오히려 그 반대다. 그렇 다면 거꾸로 다이어트를 뒤집어보면 어떨까? 알게 모르게 우리 입으로 들어가는 하얀 가루들과 작별을 고하는 것이다. 이것이 이른바 '하얀 가 루 디톡스'다. 감히 장담하는데 밀가루와 설탕만 끊어도 빠르면 일주일 만에 여기저기서 살 빠진 것 같다는 소리를 듣게 될 것이다.

어떤 음식이 하얀 가루로 만들어졌는지 하나하나 확인하기 어렵다면 아주 간단하게 외울 수 있다. 이름이 한 글자로 된 음식을 조심하라. 밥, 빵, 면, 떡 죽! 원재료가 밀가루나 쌀로 만들어진 음식들이며 제과 제빵 제품엔 당신에 상상하는 것 이상의 설탕이 들어간다. 따라서 하얀 가루 디톡스는 일단 실시하면 가장 확실한 효과를 자랑하는 다이어트라고 할 수 있다. 식품 라벨에 숨은 설탕이나 밀가루까지 눈에 불을 켜고 찾아내 긴 어렵겠지만 일단 눈에 보이는 큰 덩어리만 피해도 꽤 쏠쏠한 효과를 볼 수 있다. 간편하다는 이유로 식사 대신 찾던 빵, 카페에만 가면 습관적으로 주문하던 쿠키와 프레첼Pretzel(하트 모양으로 구운 독일 빵), 곱빼기로 시켜야 직성이 풀리던 국수부터 참아보자. 달콤한 하얀 가루들의 유혹을 이기면 그것만으로도 반은 성공한 것이다.

TIP

제3의 하얀 가루, 소금

하얀 가루 일당들 가운데 직접적으로 살찌게 하는 것은 아니지만 몹시 성가신 녀석이 있다. 바로 소금이다. 소금의 나트륨이 직접 살로 가는 것은 아니다. 그러나 체액의 농도를 높여 몸을 붓게 하고 고혈압과 같은 대사증후군을 유발하기 때문에 문제다. 더 나아가 짠 맛과 단맛은 식욕을 관장하는 뇌의 쾌락 중추를 자극하기 때문에 짜게 먹을수록 더 짠 음식을 갈망하게 되며 이는 과식과 폭식으로 이어지기 쉽다. 다이어트를 시작하면서 덜 짜게 먹어야 한다는 것은 이제 상식이다. 하얀 가루들 가운데 밀가루와 설탕만큼이나 나트륨도 주의하자.

하얀 가루를 대체할 향신료를 알려주세요~

'어차피 한 번 사는 인생 그냥 편하게 먹고 죽으련다!' 하는 생각이라면 이 팁은 굳이 읽을 필요도 없다. 하지만 앞서 설명한 하얀 친구들과 멀리할 각오가 서셨다면 시야를 넓혀보자.

후추 | '썩은 고기도 되살린다'는 말이 있을 정도로 막강한 힘을 과시하는 향신료들의 왕이다. 후추를 싸게 먹을 수 있는 현대인은 복되다. 동·서양을 막론하고 후추는 정말 귀한 것이었다. 세계사 교과서에서 말하는 대항해 시대를 열어젖힌 장본인이 이 후추다. 워낙에 귀해서 같은 무게의 은 값에 준했다는 이 후추를 얻기 위해 상인들은 바다를 가로질러 동東으로 떠났다.

이러던 후추가 대단위 경작과 세계화에 힘입어 누구나 집에 한 통씩은 놓고 먹는 조미료가 되었으니 어찌 보면 감사할 일이다. 왕이나 먹을 수 있었던 향신료였단 말이다! 방부 효과, 방향 효과 모두 최고다. 이젠 통후추와 그라인더Grinder(분쇄기)도 쉽게 구할 수 있으니 고기를 많이 먹는 사람은 하나쯤 주방에 비치해두면 좋다.

마늘 | 너무 익숙해서 잊고 지나치기 쉬운 마늘. 한국인이야 워낙에 장복하고 사용해 온 향신료지만 그렇다고 역할이 평범한 것은 아니다. 녹말과 염분에 탐닉하는 한국인들의 식생활을 제어해주는 일종의 안전장치라고 할 수 있다. 수많은 교과서들이 마늘에 대해서 이렇게 표현한다. '뭐라고 기전을 설명하기는 어려운데 항산화력, 면역증진, 정력 강화(!)에 이르기까지 터무니없이 뛰어난 기능성 식품'이라고 말이다.

우리는 생으로, 익혀서, 다져서, 절여서 할 것 없이 이 마늘을 장복하고 있으니 정말 복 받은 것이다. 다진 마늘을 쓰기보다 통마늘을 필요할 때마다 편으로 썰거나 으깨서 쓰는 것이 당연히 더 좋다. 기능성에선 후추에 뒤지지 않으면서 우리의 입맛에도 익숙해 최고다.

양파 | 마늘의 영원한 단짝이라고 할 만한 양파. 우리는 국과 찌개, 양념에 일상적으로 넣어 먹어서 본래의 맛을 잘 모르지만 양파의 실제 맛은 '단맛'이다. 따라서 고기를 재울 때 양파 가루나 양파즙을 이용하면 설탕을 줄일 수 있다. 양파+마늘+후추의 조합은 하얀 가루 삼총사에 맞설 수 있는 황금 트리오라는 것을 명심할 것.

하얀 가루 디톡스(Ⅱ)

다이어트의
숨은 적을
찾아라

3rd
QUESTION

제시카 알바, 기네스 팰트로, 미란다 커……
이 건강한 '핫보디' 할리우드 언니들의 공통점은
바로 '밥', '빵', '면', '떡' 같은 하얀 음식은 안 먹는다는 거죠.
얼마나 쉬워요?
그래서 저 역시 식탁에서 눈에 보이는 '하얀 음식'들을
되도록 줄이고 있어요.
그런데 문제는 한 달 넘게 꾸준히 했는데도
이렇다 할 변화나 효과가 없다는 거예요.
과연 제 몸 안의 변화, 일어나고는 있는 걸까요?
아니면 제가 뭘 잘못하고 있는 걸까요?

대한민국에서 가장 짠 음식 TOP 10

우리는 막연히 믿고 있었던 것과 현실 사이의 괴리가 의외로 큰 경우를 종종 맞이하곤 한다. 하얀 가루 디톡스에서도 마찬가지다. 눈에 보이는 것이 전부는 아니다! 미처 의식하지도 못한 사이, 가랑비에 옷 젖듯 식탁 위에 스며든 숨은 이유들은 없는지 의심해 봐야 한다. "전 단것도 별

음식명	분류	1인분 중량(g)	1인분 나트륨(mg)	100g당 나트륨(mg)
짬뽕	면류	1,000	4,000	400
우동(중식)	면류	1,000	3,396	340
간장게장	장아찌류	250	3,221	1,288
열무냉면	면류	800	3,152	394
김치우동	면류	800	2,875	359
소고기 육개장	국류	700	2,853	408
짬뽕밥	밥류	900	2,813	313
울면	면류	1,000	2,800	280
기스면	면류	1,000	2,765	276
삼선우동	면류	1,000	2,722	272
간짜장	면류	650	2,716	418
삼선짬뽕	면류	900	2,689	299
부대찌개	찌개류	600	2,664	444
굴짬뽕	면류	900	2,662	296
알탕	탕류	700	2,642	377
감자탕	탕류	900	2,631	292
삼선짜장면	면류	700	2,628	375
물냉면	면류	800	2,618	327
동태찌개	찌개류	800	2,576	322
선짓국	국류	800	2,519	315

식품 의약품 안전청 발표 식품별 나트륨 함량표 (1인분 기준)

Chapter 1 먹방의 습격으로부터 나를 지켜낸다는 것

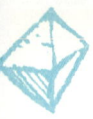

로 안 좋아하고 짠 음식도 되도록 피하는데 살이 안 빠져요." 이런 이들은 나름 신경 쓴다면서도 알게 모르게 다이어트와 상극인 설탕, 나트륨, 밀가루를 '꽤 많이' 섭취하고 있을 가능성이 크다.

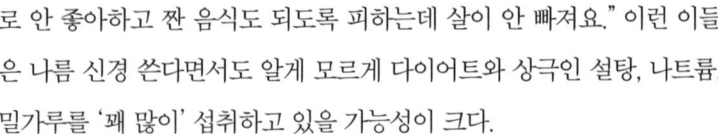

통념과 현실 사이의 괴리를 확인해 볼까? 2013년 식품의약품안전청에서 발간한 〈외식 영양 성분 자료집〉을 살펴보면 전혀 예상치 못한 사실을 알게 된다. 자료집에선 나트륨 함량을 기준으로 일상생활 속의 '짠 음식' 랭킹을 선정했는데 밥도둑 간장게장은 오히려 3위로 밀려나 있다. 이를 누른 영광의(?) 1위는 바로 '짬뽕'이었다. TOP 10 안에는 짬뽕을 비롯한 '국수'들이 무려 7개나 포진하고 있다. 우동, 열무냉면, 김치우동, 울면, 기스면, 삼선우동 등 그저 가벼운 끼니 대용으로 여겨왔던 메뉴들이 이름만 들어도 짠 간장게장과 맞먹는 '나트륨의 보고'로 선정됐다. 10위권에도 간짜장, 삼선짬뽕, 굴짬뽕 등 온통 국수 잔치다. 국물이 짭짤한 김치우동이나 짬뽕이라면 차라리 수긍이 갈 법한데 이름만 들어도 삼삼한 느낌의 삼선우동까지 차트 상위권이라니 선뜻 이해가 되지 않는다. 이처럼 눈에 보이는 것이 세상의 전부가 아니다. 마찬가지로 혀끝에서 느껴지는 맛이 세상의 전부도 아닌 것이다.

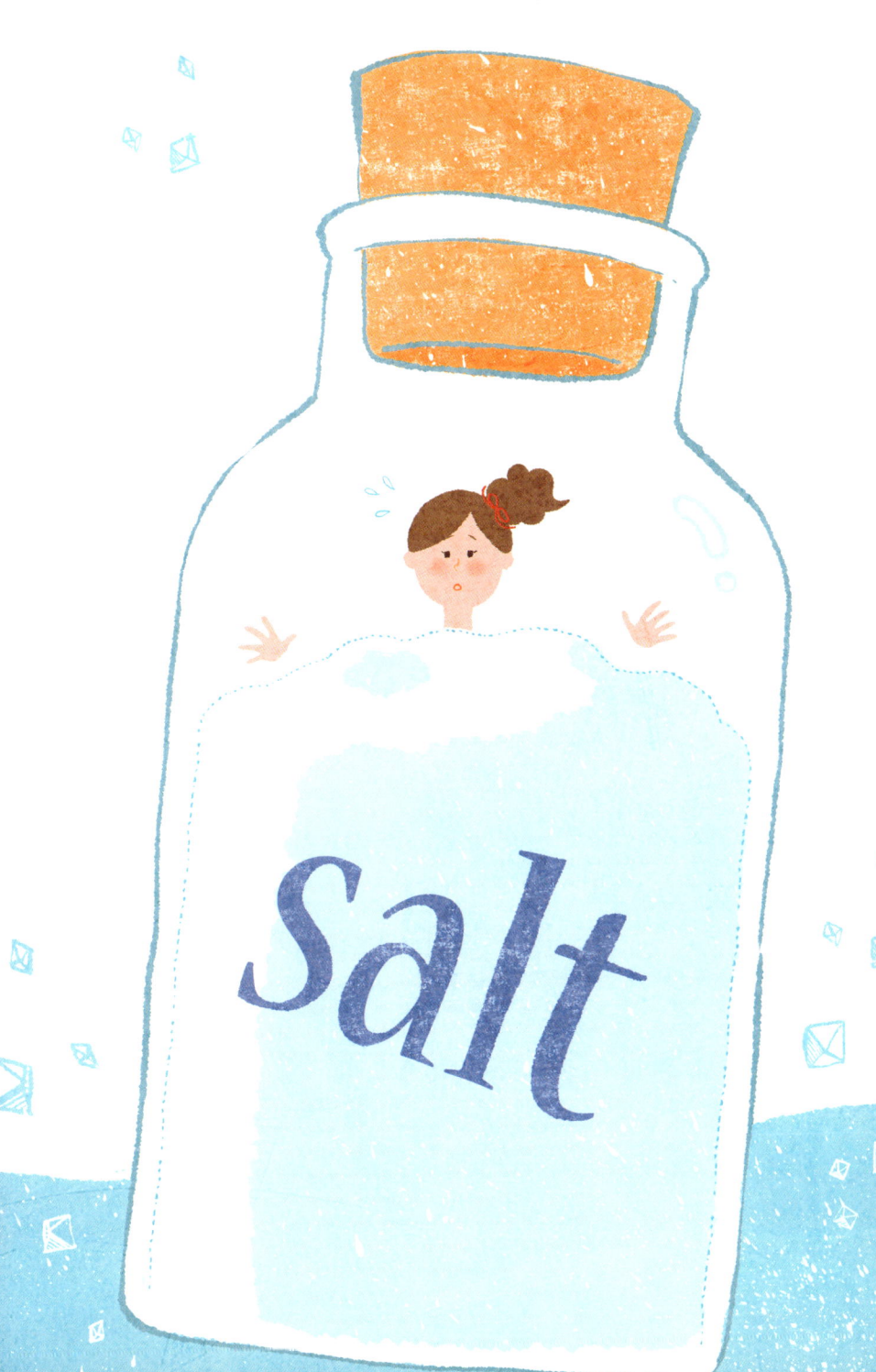

식탁 위의 숨바꼭질

국수를 비롯해 모든 종류의 '밀가루 반죽'에는 우리가 상상하는 것 이상의 소금이 들어간다. 소금의 나트륨 성분은 밀단백질인 글루텐의 조직을 더욱 단단하게 만들어 빵과 면발의 모양을 잡아준다. 면발 자체에서 짠맛이 나지 않아도 식품 영양 성분표에 표기된 나트륨 함량을 확인해 보면 다들 깜짝 놀랄 것이다.

특히 국물과 함께 나오는 각종 면 요리는 정도가 더욱 심하다. 면발에도 국물과 비슷하게 소금을 섞어 삼투압을 맞춰야지만 짠 국물 안에서도 쉽게 퍼지지 않는 성질을 갖게 된다. 따라서 국물이 짤수록 덩달아 면발까지 더 짜게 만들어야 한다. 집에서 라면 한 봉지를 끓여 먹으면서 '국물은 짜니까 수프는 반으로 줄였다'고 무작정 안심할 수 없다는 뜻이다. 전체 나트륨 함량으로 따지면 라면 면발이 수프보다 더 심각할 수도 있다!

비슷한 맥락에서 달지 않은 음식에도 만만치 않은 양의 설탕이 들어간다. 설탕은 소금과 반대로 밀가루 반죽을 연하게 만들어 부드러운 식감을 준다. 따라서 손대는 대로 찢어지는 '식빵'을 비롯해 각종 발효빵을 만들기 위해서는 설탕이 반드시 필요하다. 그래서 앙금이나 크림이 들어가지 않았어도 이미 빵 반죽 자체에 무시하지 못할 양의 설탕이 들어가 있는 것이다. 최근에 웰빙 트렌드를 따라 속속 무설탕 식빵을 개발해 판매하는 베이커리 업체들을 떠올려 보자.

제과점 밖, 의외의 장소에서 설탕을 만나기도 한다. 단맛하고는 아무 상관이 없을 것 같은 김치다. 한국인이 가장 즐겨 먹는 김치 순위 1, 2위로 나란히 꼽히는 배추김치와 깍두기는 설탕의 숨은 보고(?)다.

설탕은 단맛 이외에도 채소의 비린내를 감추는 데 유용하게 사용되는 조미료다. 김장철에 엄마를 도와본 경험이 있다면 김치 양념에 소금 못지않은 양의 설탕이 들어간다는 사실을 익히 알고 있으리라. 특히 짠 음식이 건강에 나쁘다는 인식이 퍼지면서 간을 약하게 잡는 요즘 김치들은 보존성을 높이고 맛을 더하기 위해 예전보다 설탕을 더 많이 첨가하기도 한다. 깍두기는 배추김치보다 한술 더 뜬다. '섞박지'나 '무 절임'이 맛있다고 소문난 맛집들의 비법은 김칫국물에 섞는 '사이다'에 있다는 것은 공공연한 비밀이다. 시원한 깍두기 국물은 탄산음료를 마시는 것과 마찬가지라는 이야기다.

마요네즈보다 센 언니, 토마토케첩

우리가 '슬로우 푸드'로 인식하는 한식도 이미 상당부분 '하얀 가루'들에 의해 잠식당한 상황에 처해 있다. 일찍이 악명 높은 패스트푸드점에 가보면 상황은 더욱 심각하다. 액상과당이 들어간 탄산음료, 트랜스지방의 보고인 감자튀김, 두툼한 밀가루 빵. 여기까지는 누구나 쉽게 알아챌 수 있는 다이어트의 적들이다.

그러나 놓치기 쉬운 숨은 복병은 따로 있다. 바로 토마토케첩이다. 뚜껑에 그려진 크고 싱싱한 토마토 사진에 속아 넘어가지 말자. 케첩의 주재료는 토마토가 아니라 '설탕'(혹은 액상 과당)이다. 순수하게 토마토를 으깨 만든 '토마토 홀Tomato Hall'이나 '토마토 페이스트Tomato Paste'가케첩에 들어가긴 하지만 일부분일 뿐이다.

　식품 영양 성분표를 확인해보면 국내의 대표적인 토마토케첩 브랜드의 1회분(100g)에 들어 있는 탄수화물 27g 가운데 70%에 달하는 20g이 '당류'로 기재되어 있다. 쉽게 말해 설탕인 것이다. 단가를 줄이기 위해 토마토의 비율을 줄이고 설탕이나 옥수수 시럽, 물엿을 채워서 만들어진다. 따라서 토마토케첩을 듬뿍 찍어 먹는 행동은 사실 빨간 설탕을 뿌려 먹는 것과 같은 셈이다. 햄버거를 먹으면서 고칼로리, 고지방인 마요네즈 때문에 살이 찐다고 소스라치게 놀라지만 실은 고당도인 토마토케첩의 해악이 더 클 수도 있다. 다이어트를 위해선 단것, 짠것, 기름진 것을 피하라고들 한다. 그리고 그것들을 피했다고 믿는다. 그러나 혀끝에서 느껴지는 맛이 전부가 아닌 것이다.

문제는 외식이야, 바보야

이런 식탁 위의 숨바꼭질을 계속하면 다이어트에 성공할 수 있을까? 이 숨바꼭질은 전적으로 우리에게 불리한 게임이다. 사회적, 경제적, 문화적 요구가 복잡하게 얽혀 일어난 결과물이기 때문이다.

　개인의 투철한 의지나 노력으로는 한계가 명확하다. 대부분의 숨은 재료들은 값싸게 맛을 얻고 음식 단가를 줄이기 위해 선택된 것들이다. 우리의 의지와는 상관없이 주로 업자들의 손에 의해 값싼 맛과 건강을 맞바꾸도록 강요된 선택이다. 그러므로 이들을 대하는 최선의 해결책은 결국 외식을 줄이는 것이다. 외식이라고 해서 값비싼 정찬이나 만찬만 떠올리면 곤란하다. 밖에서 사 먹는 모든 종류의 음식, 오늘 점심에 동네 분식집에서 먹은 돈가스 정식 하나, 간식으로 먹은 분식집의 라볶이도 결국엔 외식이다. 가격이나 칼로리의 높고 낮음과는 상관없이 유통과정이 복잡하고 손을 많이 탄 음식일수록 이런 숨바꼭질은 심해진다. 이 게임에서 이기는 최선의 방법은 아예 게임 자체에 응하지 않는 것이다. 외식을 줄이고 최대한 열심히 집에서 밥을 해먹자. 가장 간단하면서도 명확한 해결책이다.

다이어트 숨바꼭질의 의외의 강적들

냉면 | 평소에 짜게 먹지 않았던 사람이 냉면을 육수까지 완식하면 체중이 2kg 가까이 늘어난다. 순식간에! 단순히 뱃속으로 넘어간 음식물의 무게 탓이 아니다. 면발과 육수, 모두에 풍부하게 함유된 나트륨 때문이다.

자장면 | 검은 자장면 속에 숨은 하얀 스파이들을 찾아라. 밀가루 면발만 떠올린다면 문제를 너무 만만하게 여긴 것이다. 사실 춘장 속엔 하얀 피가 흐른다! 값싸게 양을 불리기 위해 춘장에 캐러멜 소스를 섞고 물녹말을 타 달콤 걸쭉하게 만든다.

피자의 에지 | 토핑이 닿지 않는 피자 도우의 모서리 에지Edge. 순수 100% 밀가루 덩어리인(반죽할 때 들어가는 소금과 식용유까지) 에지야말로 가장 살찌기 좋은 부위. 굳이 디핑 소스까지 찍어가며 먹을 필요가 없다.

살 빼려면
구석기인처럼
먹어라

4th
QUESTION

얼마 전, TV에서 과체중인 사람들을

'구석기인처럼 먹고 살기'라는 프로젝트로

아예 야생의 부족에게 데려가 같이 살게 하는 것을 봤어요.

근데 이거 좀 이상하지 않은가요?

모든 것이 문명화되고 풍족한 지금,

왜 굳이 19만 년 전 사람들처럼 먹고 운동해야

살빠지고 건강해진다는 건지 모르겠어요.

헐벗고 굶주리는 다이어트를 하라는 건가요?

자세히 알려주세요. 코치 D~

일명 원시인 다이어트로 불리는 '팔레오 다이어트Paleo Diet'(구석기 다
이어트)는 현시점에서 가장 크게 유행하는 다이어트 방식이라 할 수 있
다. 이제 농경이 비만의 창궐猖獗을 낳은 기념비적인 사건이었고 구석기
인들은 현대인과 비교해도 전혀 밀리지 않는 당당한 체구에 튼튼한 근
골筋骨(근육과 뼈대)을 갖추고 살았다는 사실은 각종 다이어트 관련 문헌
에 빠지지 않고 언급된다. 살을 빼고 건강하게 살고 싶다면 농경 이전
원시 인류처럼 먹고 움직일 것. 이를 위해서는 다음과 같은 식습관이 필
요하다.

고기를 먹어라! 양껏 먹어라! 단, 깨끗한 고기여야만 한다!

팔레오에서 가장 핵심적인 영양소는 동물성 단백질이다. 하지만 이를

팔레오 다이어트, 어디까지 알고 있니?

팔레오 다이어트는 일시적인 유행이 아니라 의외로 오래된 역사와 탄탄한 이론적 배경
을 갖고 있다. 1975년 팔레오 다이어트 효시격인 소논문 「석기시대 식단: 인간 생태와 식성
에 대한 심층 연 토대로 하여 The Stone Age Diet: Based on in-depth Studies of Human Ecology
and the Diet of Man」으로 시작해 1985년 미국 에모리 대학교Emory University의 인류학 교수인
멜빈 코너Melvin Conner와 의학박사인 보이드 이튼Boyd Eaton이 발표한 「구석기시대의 영
양: 당시 자연환경과 오늘날의 의미를 고려해 봤을 때 Paleolithic Nutrition: A Consideration of
Its Nature and Current Implication」로 이론적 토대를 마련했다. 이를 기반으로 2000년에는 캘
리포니아 대학의 로렌 코데인Loren Cordain 박사의 프로그램 '팔레오 다이어트'가 세상에
나와 대중적으로 보급된 지 10여 년이 흘렀다.

가려먹는 지혜가 필요하다. 문명과 함께 자연에서 멀어진 것은 인류뿐만이 아니다. 비육을 목적으로 사육되는 가축들 역시 자연에서 멀어졌다. 오늘날 비육장Feedlot에 갇혀서 곡물 사료를 받아먹는 소들의 고기는 구석기인들이 사냥해 먹은 그 고기와 질적으로 다르다. 따라서 고기는 반드시 목초비육Grassfed, 무항생제, 성장호르몬이 미투여된 고기를 먹는다. 당연히 닭이나 칠면조 같은 가금류Poultry(일명 하얀 고기)도 환영이다. 그러나 삼겹살이나 차돌박이는 안녕이다. 베이컨, 햄, 소시지 같은 가공육은 더더욱 안녕이다.

탄수화물도 많이 먹는다. 단 녹말은 먹지 않는다.

팔레오를 처음 접한 이들의 가장 큰 오해가 '무탄수화물 다이어트'라는 것이다. 팔레오를 앳킨스 다이어트(황제 다이어트) 같은 '고단백 저탄수' 다이어트와 혼동해서는 곤란하다. 대중들은 '탄수화물Carbohydrate'과 '녹말Starch'(전분)을 거의 구분 없이 사용한다. 하지만 녹말은 식물이 만든 고분자 탄수화물만을 따로 부르는 이름이다. 팔레오에서는 신석기 이후 인류의 건강에 문제를 일으킨 주범을 이 녹말로 보고 있다. 녹말 덩어리라고 할 수 있는 밀, 쌀, 보리 등 곡물로 만들어진 음식들은 팔레오에선 퇴출이다.

하지만 이것이 '저탄수' 다이어트를 뜻하는 것이 결코 아님을 명심하자. 구석기 인류는 밭을 경작하지 않았을 뿐이지 산과 들에 널린 채소와 과일을 수시로 먹었다. 팔레오 다이어트에서는 녹말이 아니라 건강한 탄수화물 즉 '채소와 과일'을 많이, 아주 많이 먹도록 권한다. 특히 신선한 채소와 과일을 많이 먹는 것은 단순히 탄수화물 섭취 이상의 의미를 가진다. 그 안에 포함된 미네랄, 비타민, 각종 항산화 물질은 동물성 단백질을 처리하면서 쌓이는 노폐물과 독소를 처리해준다. 고기를 먹고 그보다 더 많은 채소와 과일을 먹도록 팔레오 다이어트는 권한다. 말린 과일도 나쁘진 않지만 포만감이 적어 당분을 필요 이상으로 많이 섭취할 수 있으므로 말린 과일은 조금만 먹도록 한다. 팔레오는 '무녹말 다이어트'지 결코 '저탄수 다이어트'가 아니다.

동물의 내장과 부산물에 숨은 미량 영양소에 주목하라

곱창집에 가서 내장지방이 덕지덕지 낀 양이나 대창을 탐식하라는 뜻으로 오해하면 곤란하다. 창자가 아니라 간, 골수, 뇌 같은 고기의 부산물과 피를 함께 먹으라는 뜻이다. 여기에는 철분, 비타민, 칼륨, 칼슘과 같은 미량 영양소와 양질의 불포화지방이 풍부하다. 구석기의 인류는 도구로 사냥감의 뼈를 부수어 골수까지 깨끗이 먹어치웠고 이로 인해 건강하게 살 수 있었던 것이다.

바다에서 나는 것 중에 나쁜 것은 없다!

고기보다 건강한 동물성 단백질 공급원은 어쩌면 생선일지도 모른다. 생선 기름은 불포화지방산(EPA, DHA)을 풍부하게 담고 있어서 혈액순

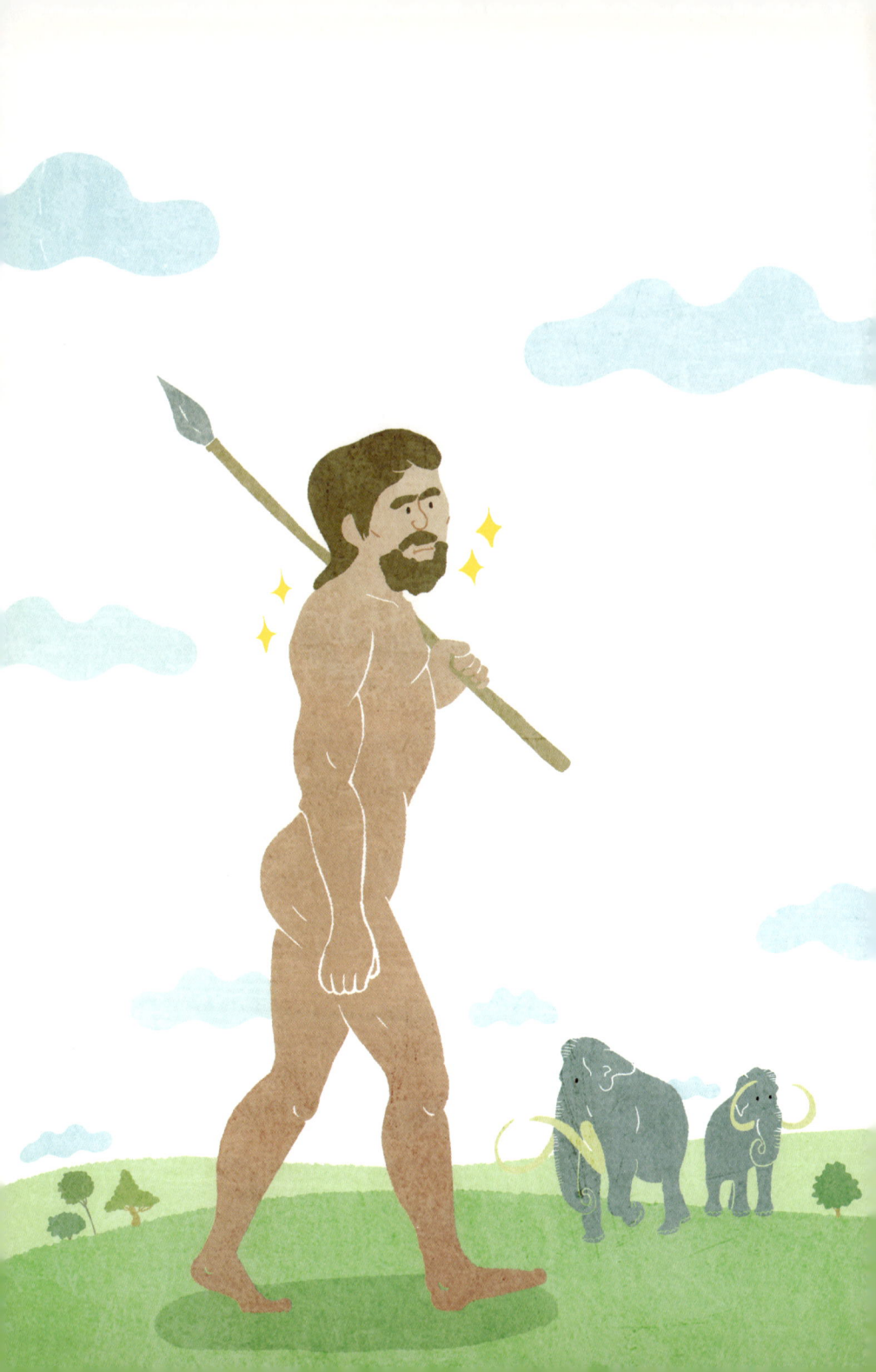

환 개선은 물론 심장병 예방에도 좋다. 여기서도 붉은 고기와 마찬가지로 양식 어류는 피해야 한다. 맑고 깨끗한 바다에서 잡힌 생선을 먹자. 당연히 생물이 좋고 냉동이라면 최대한 신선함을 유지할 수 있는 선동(바로 잡아서 배에서 얼린 것)을 이용한다. 단, 수산물 섭취 시 한 가지 주의해야 할 점이 있다. 익히 악명 높은 중금속이다. 이를 피하고자 참치 같은 대형 어종은 될 수 있으면 멀리한다.

불포화 지방산, 특히 단일 불포화 지방산을 많이 먹는다

씨앗류(해바라기 씨)와 견과류(호두, 아몬드, 캐슈넛 등)를 먹는다. 생선 기름과 마찬가지 이유로 이들은 건강에 좋다. 특히 오메가-3의 비율이 높은 호두를 추천한다. 주의할 점은 흔히 생각하는 땅콩은 견과류로 치지 않는다는 점이다. 땅콩은 어디까지나 콩류로 분리되어 팔레오에서 먹지 말아야 할 음식이다.

식물성이라는 이름표에 속지 마라

콩기름, 옥수수유와 같은 20세기 들어서 만들어진 식물성 지방 사용은 금한다. 마가린과 같은 트랜스 지방이라면 두말할 필요도 없다. 이들은 오메가-3는 거의 없고 오메가-6가 들어차 건강에 좋지 않다. 심혈관 질환과 비만을 유발할 것이다. 식물성 기름 중에 거의 유일하게 추천할 수 있는 것은 압착 방식으로 짜낸 엑스트라 버진Extra Virgin급 올리브유다.

고온에서는 변성되므로 샐러드처럼 불을 가하지 않는 요리에 살짝 뿌려 먹어 건강한 지방을 보충한다. 열을 가해야 하는 요리에 식용유가 필요할 때는 코코넛 버터나 아마씨유를 소량만 사용한다.

달걀은 오케이, 우유는 노케이

달걀을 비롯한 알류는 오래전부터 수렵 채집인들의 유용한 단백질 보충원이었다. 따라서 콜레스테롤에 대한 부담을 떨쳐버리고 먹도록 한다. 그래도 될 수 있는 대로 방목 유정란처럼 좋은 품질의 달걀을 고르는 것이 좋다. 버터나 생크림 같은 포화지방으로 범벅시키지 말고 수란水卵(달걀을 깨뜨려 끓는 물에 반숙으로 익힌 음식)과 같이 담백한 방식으로 먹는다. 그러나 우유는 팔레오에서 열외列外다. 목축의 역사는 농경의 역사보다 짧다. 인류는 우유를 먹은 지 고작 만년도 지나지 않았다. 아직 우리의 몸은 우유에 익숙해져 있지 않고 이를 보여주듯 아시아에서는 전체 인구의 60% 이상이 유당불내증(우유를 마시면 설사하는 소화, 흡수 불량 증후군)을 앓고 있다. 우유는 구석기인 식탁에 어울리지 않는다.

설탕 대신 꿀

옥수수 과당, 정제 설탕과 같은 단맛을 버려라. 오늘날 현대인을 뚱보로 만들어버린 주범이다. 팔레오를 시작했다면 감미료와는 영원히 작별을 고할 각오가 필요하다. 억울하다고 하지 마라. 어차피 호모 사피엔스Homo

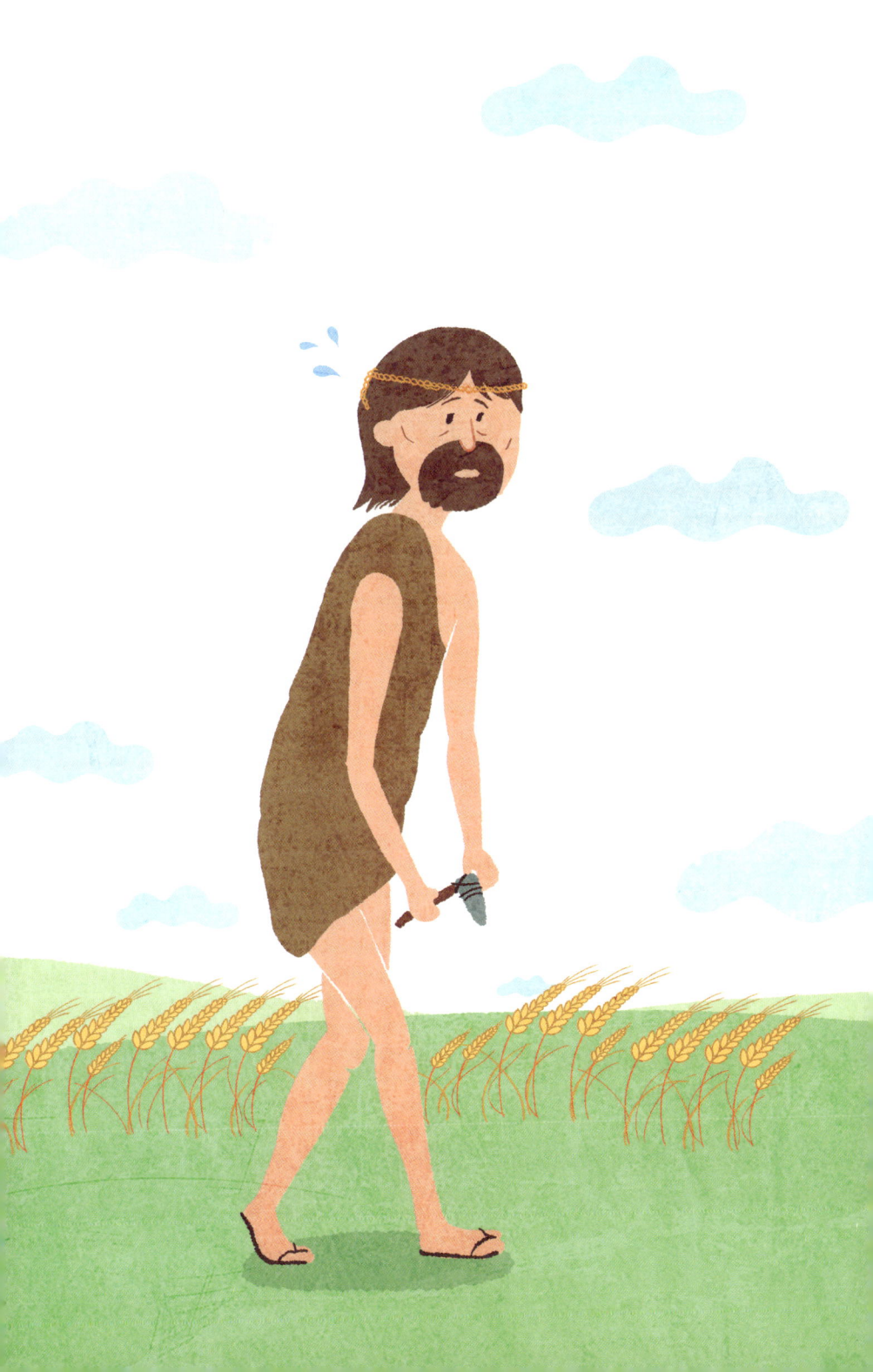

sapiens에게 어울리지 않는 옷이었다. 대신 자연에서 얻을 수 있는 꿀, 신선한 과일의 맛과 향을 즐기도록 하자.

기본 중의 기본, 저염식

나트륨은 혈압뿐만 아니라 모든 성인병의 숨은 주범이기도 하다. 구석기인들은 소금을 정제할 줄 몰랐지만 생선과 육류에 포함된 나트륨과 미네랄을 통해 충분히 건강을 유지하고 살았다. 아스파탐Aspartame, 아질산염Nitrite, 글루탐산Glutamic acid과 같은 인공감미료와 방부제를 뚝 끊어야 하는 것은 기본 중의 기본이다. 이미 공장에서부터 첨가되어 나오는 것을 어떻게 하느냐고 변명해서는 곤란하다. 팔레오를 결심했다면 공장에서 나온 '식품의 탈을 쓴 공산품' 따위는 입에 댈 생각조차 하지 말아야 한다. 엄선된 재료를 사서 직접 요리하는 삶의 자세는 팔레오 다이어트에서 기본 중의 기본이다.

햇볕을 쬐고 움직여라

그냥 구석기인들처럼 먹기만 한다고 팔레오 다이어트가 완성되는 것은 아니다. 팔레오 다이어트의 완성은 총체적인 삶의 태도 변화를 통해 이루어진다. 구석기인들처럼 먹는 데서 멈추지 말고 구석기인들처럼 움직여라. 체내에서 합성하지 못하는 비타민D를 확보하기 위해 하루에 15분 이상 햇볕을 쬐며 야외 활동을 한다.

배부르게 먹는다

식사시간을 정해서 일정량을 꼬박꼬박 먹는 식사는 문명시대의 일이다. 선사시대에는 일단 눈에 띄는 대로 먹고 배부르면 그만뒀다. 엄격한 식사시간과 식사량에 구애 받지말고 배고플 때 양껏 먹는다.

적에게 나의
다이어트를
알리지 마라!

다이어트를 결심하고 점심시간이 스트레스예요.

혼자 먹는 아침과 저녁은 나름 식단을 짜서

지켜나가고 있는데 밖에서 먹는 점심시간만 되면

일단 다이어트와는 거리가 먼 음식들을 먹어야 하니까

다른 사람들의 눈치가 보이네요.

그렇다고 다이어트 중이란 것을 이야기 하지 않으면

직장인이 으레 먹게 되는, 다이어트에는 물론 건강에도

좋지 않은 식단으로 점심을 먹게 될 수밖에 없어요.

코치 D, 차라리 다이어터임을 선포하고

주변 눈치를 보지 않고 '난 나만의 길을 간다'를

외치는 게 나을까요?

유난을 떨지 않으면서도 제 다이어트 플랜을 해치지 않는,

티 안 나는 외식형 다이어트 음식 없을까요?

이번 장에선 주로 외식 상황에서 선택할 수 있는 다이어트 테크닉들을 전수한다.

햄버거 : 가격대 5천 원 이하

영국의 스타 쉐프, 제이미 올리버Jamie Oliver 가라사대 '햄버거가 나쁜 음식은 아니다. 단, 사람들이 나쁜 재료로 햄버거를 만들어서 문제다'라고 하였다. 그렇다! 따져보면 햄버거 안의 내용물을 펼쳐 놓으면 고기(스테이크), 채소(샐러드), 빵과 소스까지 균형 잡힌 식사가 아닌가.

실제로 포크와 나이프를 들고 먹는 '수제 버거 전문점'에 가보면 스테이크 하우스와 영양 면에서 큰 차이를 느끼기 어려울 정도다. 문제는 우리가 흔히 접하는 '패스트 푸드' 햄버거는 단가를 줄이기 위해서 패티(고기)와 채소는 줄이고 단가가 싼 빵이 차지하는 비중이 크다는 것이다.

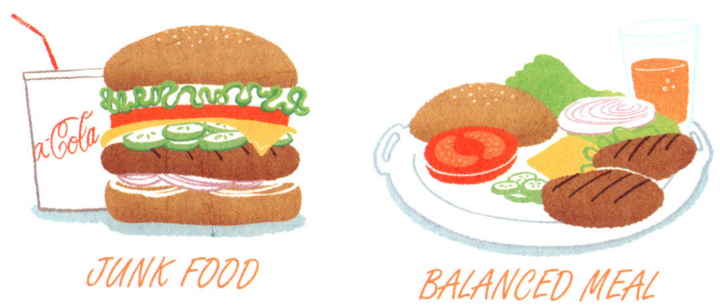

합쳐 놓으면 정크 푸드, 펼쳐놓으면 균형 잡힌 식사

그리고 소스로 자극적인 맛을 내는 데 치중한다. 그러니 일단 돈을 더 쓰자. 프랜차이즈들 가운데서 조금 비싸더라도 패티와 채소 토핑이 실한 곳으로 간다. 햄버거라면 '모스버거'나 '버거킹', 더 나아가자면 자기 마음대로 주문을 맞춤 제작Customizing 할 수 있는 '서브웨이'를 추천한다. 메뉴를 고를 때는 다음과 같은 내용을 고려한다.

- 번(빵)을 다 먹지 말 것
- 채소는 무조건 추가할 것
- 감자 튀김은 먹지 말 것
- 탄산음료는 무가당 탄산수로 대체

편의점 : 가격대 5천 원 이하

삼각김밥과 컵라면이 편의점의 전부는 아니다. 장을 보고 식사를 준비할 시간이 부족한 현대인들을 위해 요즘 편의점에는 다양한 즉석 식품, 신선 식품을 갖추고 있는 경우가 많다. 통신사나 카드사 제휴할인 등의 혜택이 많고 접근성이 좋은 편의점은 현대인들의 삶에서 빼놓을 수 없는 필수 공간이 되어가고 있다. 따라서 편의점에서 끼니를 챙기는 방법도 여러 가지가 있다.

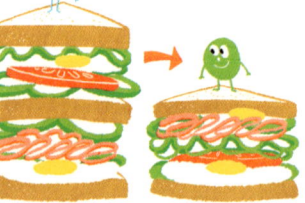

샌드위치 튜닝하기 | 샌드위치는 빵이 적고 소가 실한 걸로 고른다. 내용물은 게맛살(크래미), 햄 치즈 같은 재료보

다 야채와 달걀, 닭고기 등 가공이 덜 된 재료로 한다. 빵의 양은 반으로 줄이고 우유를 마신다.

바나나 + 한 줌 견과류 + 맥반석 달걀 | 견과류의 인기가 높아지면서 소량으로 개별 포장된 한 줌 견과류를 편의점에서도 쉽게 찾아볼 수 있다. 낱개로 포장된 바나나와 맥반석 달걀 역시 편의점 신선식품의 대표 선수다. 이들을 조합하면 탄수화물, 단백질, 지방, 섬유질과 비타민까지 제법 균형 잡힌 식사를 할 수 있다.

캔참치 + 야채죽 | 플라스틱 용기에 담긴 레토르트Retort(봉지에 포장한 식품) 죽 제품들이 있다. 하지만 그 자체로는 너무 심심하다. 여기에 토핑 삼아 올리기 좋은 것이 바로 캔참치다. 함께 섞어 전자레인지에 돌려주면 영양까지 생각한 즉석 참치죽이 된다.

스트링치즈 + 건어물 | 마른안주로 사용되는 건어물(예를 들면 진미채, 쥐포류)과 스트링치즈는 그 간식이면서 일종의 '저탄수화물 식단'이 될 수 있다. 둘 다 탄수화물 함량이 매우 낮고 중량 대비 단백질 함량이 높으므로 일종의 다이어트 간식이 될 수 있다.

프리미엄 김밥 : 가격대 5천 원
지금까지 김밥은 싸게 배를 채우기 위한 수단이었다. 단가를 낮추기 위해 부실한 재료로 양을 불려야 했고 그 핵심은 '밥'이었다. '빈곤층을 위

협하는 사회적 비만' 사례로 꼽을 수 있는 '한반도의 패스트푸드' 같은 음식이랄까. 그러나 최근 이러한 통념에 맞서 고급화된 김밥들이 속속 등장하고 있다. 다만 김밥 한 줄에 4~5천 원 정도 하기 때문에 다소 비싸게 느껴지겠지만, 김밥이 아닌 '요리'라고 생각하면 충분히 납득할 만한 구성이다. 밥을 줄이고 소를 풍성하게 채운 프리미엄 김밥, 그 자체를 다이어트 식단으로 보기엔 무리가 있겠지만 '밥심'에 집착하는 한국인들에게 새로운 균형을 제시해줄 가능성이 보인다. 혼자 한 줄을 다 먹지 말고 주변 사람들과 함께 가서 두세 개 정도 남겨보자. 티 안 나는 다이어트가 될 것이다.

밥과 재료의 비율이 중요하다

분식집 : 가격대 5천 원 이하

분식집하면 떠오르는 3총사, 일명 '떡-순-튀' 중에서 가장 살이 덜 찌는 식품은 무엇일까? 의외겠지만 순대다. 당면을 넣은 순대보다 간이나 내장부위를 중점적으로 먹고 떡볶이는 양념을 살짝 찍어 먹는 정도로 만족하자.

한식집 : 가격대 5천 원~1만 원

가장 일반적인 한식 백반집에서 명심해야 할 포인트는 이것이다. '밥과 국물'의 늪에 빠지지 말 것. 밥을 국에 말아 홀홀 넘기는 습관은 과식을 유발할 뿐만 아니라 '공기연하'(위장에 음식물과 공기도 같이 넘어가는 현상)를 일으켜 소화불량이나 위장 질환을 일으킬 가능성이 커진다. 밥과 국물을 따로 먹으면서 '밥보다 반찬으로 배를 채운다'는 느낌으로 식사를 하자. 단, 너무 짠 반찬은 다시 '밥도둑'이 될 수 있으므로 삼삼한 나물이나 생채, 해조류를 중점적으로 공략한다.

고기가 두툼한 돈가스 : 가격대 5천 원~1만 원

가끔씩 '일탈'을 위해 튀김을 먹어줄 수 있다. 다이어트 중에 튀김이라니 이 무슨 소리? 그러나 나름의 이유가 있다. 튀김의 진짜 무서운 점은 튀김옷에 있다. 두꺼운 밀가루 코팅이 기름기를 머금고 있어 여러모로 다이어트에 불리하다. 하지만 속 재료로 쓰이는 돼지고기의 안심과 등심은 고기 중에도 기름기가 적어 담백하기로 손꼽히는 부위다. 이런 고기를 두껍게 겹겹이 쌓아 만들고 튀김옷은 얇은 '밀푀유 돈가스'라면 다이어트 중의 길티 플레져Guilty Pleasure로 도전할 만하다. 단, 돈가스와 함께 나오는 곁들이 가운데 밥이나 우동은 손대지 말고 양배추 샐러드만 먹을 것.

양꼬치 : 가격대 1~2만 원

작은 고기를 여러 개의 꼬치에 꽂아주는 중국식과 큼지막한 중앙아시아식 '샤슬릭Shashlýk'이 있는데 다이어트에 제일 적합한 방법은 중국식이다. 숯불에 기름기가 쏙 빠진 고기에 오이나 마늘, 양파 같은 채소를 곁들여 먹는 방법은 전형적인 고기＋샐러드 다이어트 식단으로 제격이다.

샤브샤브 : 가격대 1~2만 원

중국식 샤브샤브인 훠궈火鍋가 아닌 야채와 버섯 등을 풍성하게 넣고 끓이는 한국식 샤브샤브집을 말한다. 야채와 고기는 마음껏 먹되 남은 국물에 국수와 죽을 끓여 먹는 순간이 온다면 죽만 먹고 국수는 참도록 한다.

월남쌈 : 가격대 2~3만 원

단백질이 풍부하고 기름기는 적은 새우, 소고기, 풍부한 채소, 그리고 소량의 전분澱粉(녹말)으로 이루어진 월남쌈은 그 자체로 다이어트식에 가깝다. 라이스 페이퍼Rice Paper(쌀가루와 물로 만든 얇은 시트)의 전분이 걱정되겠지만 소량의 타피오카Tapioca(식용 녹말) 전분과 쌀가루는 어느 정도 묵인해 줄 수 있다. 다 먹고 나서 쌀국수나 스프링롤Spring Roll(밀가루나 쌀가루로 전병처럼 만들어 소를 넣고 튀긴 음식)을 추가해 먹지만 않는다면 말이다. 또한 고명(음식의 모양과 빛깔을 돋보이게 하기 위해 음식 위에 얹는 것)으로 쌀국수를 삶아서 내놓는 집도 있는데 그것은 넣어서 먹지 말 것!

보쌈 & 족발 : 가격대 2~3만 원

보쌈은 기본적으로 기름기가 많은 삼겹살 부위로 삶지만 취향을 존중해 기름기가 적은 '목심' 혹은 '전지'를 준비해 놓는 곳이 있다.(족발의 경우는 후자가 기름기가 적은 부위). 부위에 따라서 특성이 달라지니 '기름기를 싫어한다'고 미리 말하고 각종 채소와 고기를 함께 즐긴다.

시푸드 샐러드 바 : 가격대 3만 원 이상

스스로 골라 먹을 수 있기 때문에 뷔페는 어떤 의미에서 다이어터에겐 '놀이터'와 같다. 그러나 자유를 주면 다들 블랑제리Boulangerie(빵 가게)나 파스타 앞에서 길게 줄을 서 있으니 문제 상황이 발생한다.

패밀리 레스토랑 : 가격대 3~5만 원

투움바 파스타나 프라이, 너겟류는 시키지 않는다. 오로지 '스테이크'를 시키고 가니쉬Garnish(음식에 곁들이는 것)로 고구마나 통감자보단 그릴드 Grilled(구운) 혹은 보일드Boilde(삶은) 야채를 선택한다. 샐러드를 추가해서 먹고 식전빵은 동행에게 양보하자.

일식 코스요리 : 가격대 5만 원 이상

별로 거리낄 것 없이 코스에 나오는 그대로 차근차근 먹어주면 된다. 식사로 마지막에 밥이나 우동이 나오는데 단품에 비해서 양 조절을 해줘서 내주기 마련이다. 걱정된다면 마무리에 나오는 튀김과 우동을 제외하자. 사실 그것보다 무서운 것은 회와 함께 떠오르는 반주 한 잔의 유혹이 아닐까?

비만을 부르는 마블링

어떤
소고기를
먹을 것인가?

6th
QUESTION

단백질 섭취를 위해 큰맘 먹고

정육점에서 고기를 골랐습니다.

아저씨가 투 플러스 한우 꽃등심을 추천해주시더군요.

한눈에 보기에도 마블링이 예술이었습니다.

집에 와서 구워보니 야들야들하게 씹히면서

부드럽게 사르르 녹는 게 이래서 명품이구나 싶었습니다.

그런데 최근 지인에게서 소고기는 다이어트에

쥐약이라는 이야기를 들었습니다.

이게 맞는 말인가요?

한국은 일본과 더불어 소고기에 기름이 얼마나 많이 끼었나를 가지고 소의 가치를 따지는 식문화를 가지고 있다. 투 플러스(1++), 원 플러스(1+), 1등급으로 구분되는 한우의 등급은 이 마블링에 의해서 결정된다. 하지만 문제는 많은 사람들이 이것을 '맛의 등급'이 아닌 '건강과 안전'의 등급으로 혼동한다는 데 있다. 한우의 등급은 건강과 안전 지표가 절대 아니다. 고지혈증과 동맥경화를 유발하는 쇠기름이 얼마나 많이, 골고루 끼어있는지를 판정하는 일종의 '심장병 지수'로 달리 해석해볼 수 있는 문제다. 결국 건강한 소고기를 먹기 위해서는 기름기에 길들여진 입맛을 바꾸고 오로지 마블링에 따라 등급을 정한 기존의 틀을 거부하는 용기가 필요하다.

마블링을 만드는 곡물비육의 문제, 목초비육이 해답!

그렇다면 어떻게 만들어진 소고기가 마블링이 적은 소고기인가 하는 질문이 따라 나오겠다. 관건은 소를 키우는 비육肥育(가축을 살찌게 키우는 일) 방식에 있다. 소는 본래 풀을 뜯어 먹고 사는 반추동물反芻動物(되새김 동물)이다. 인간은 소화할 수 없는 식물성 탄수화물인 셀룰로스Cellulose (섬유소) 등을 소화하기 위해 길고 복잡한 위를 가지고 있고 되새김질을 해야 한다. '소 풀 먹이러 간다', '쇠꼴을 베어온다'는 표현들은 하나같이 소가 풀을 먹기 때문에 만들어진 말이다. 그러나 기업형 목축이 시작되면서 소들은 풀Grass이 아닌 곡물Grain을 억지로 먹게 되었다. 쌀겨米糠며 콩을 듬뿍 넣고 듬직한 우공牛公에게 여물을 쑤어 먹이던 목가적 풍경을 연상했다가는 큰일 난다.

　좁은 우리 안에 소들을 밀어 넣고 일정 시간마다 옥수수며 귀리가 사료통 위로 계속해서 쏟아지는데 이것을 소들에게 꾸역꾸역 먹게 한다. 이른바 '피드롯Feedlot' 방식으로 불리는 이런 곡물비육 방식으로 자라난 소들은 다음과 같은 특징을 가진다. 풀을 먹는 소들에 비해 덩치가 크고, 빨리 자라고, 몸에 기름기 많다. 즉 비만우가 되는 것이다. 곡식은 생물을 뚱뚱하게 만든다. 고분자 탄수화물 덩어리인 곡식은 지방으로 쉽게 전환되는 데다가 애초에 풀을 먹어온 소들에게 이 곡물 사료를 주기 시작하면 효과는 더욱 극대화된다. 이렇게 곡물비육된 소들은 사람으로 치면 비만, 고혈압, 고지혈증과 같은 성인병에 걸린 상태가 되어 우리 식탁에 오른다. 우리는 이걸 두고 '마블링이 낀 고급 소고기'라며 열광하는 것이다. 현재 미국, 일본, 한국의 비육 농가의 90% 이상이 이러한 곡물비육 방식으로 소를 키우고 있다.

　이 곡물 사료를 먹인 고기는 2008년 광우병 소고기 파동 때 논란의 중심에 서기도 했다. 소를 해체하고 남은 부산물(뼈, 내장) 등을 갈아서 고형으로 만든 뒤 다시 소에게 먹이면 비용을 절감할 수 있다는 점을 알아낸 영국인들은 줄곧 '소에게 소를 먹이는 짓'을 해왔는데 이런 동물성 사료를 통칭 '육골분 사료'라 한다. 영국에서 인간 광우병 파동이 일어나면서 원인 물질로 지목된 변성 단백질의 생성원인으로 확실시되고 있다. 문제는 공론화되기 전까지 미국과 영국에서는 이 육골분 사료를 '곡물 사료의 일종'으로 분류해 아무런 규제 없이 소들에게 먹여왔다는 것

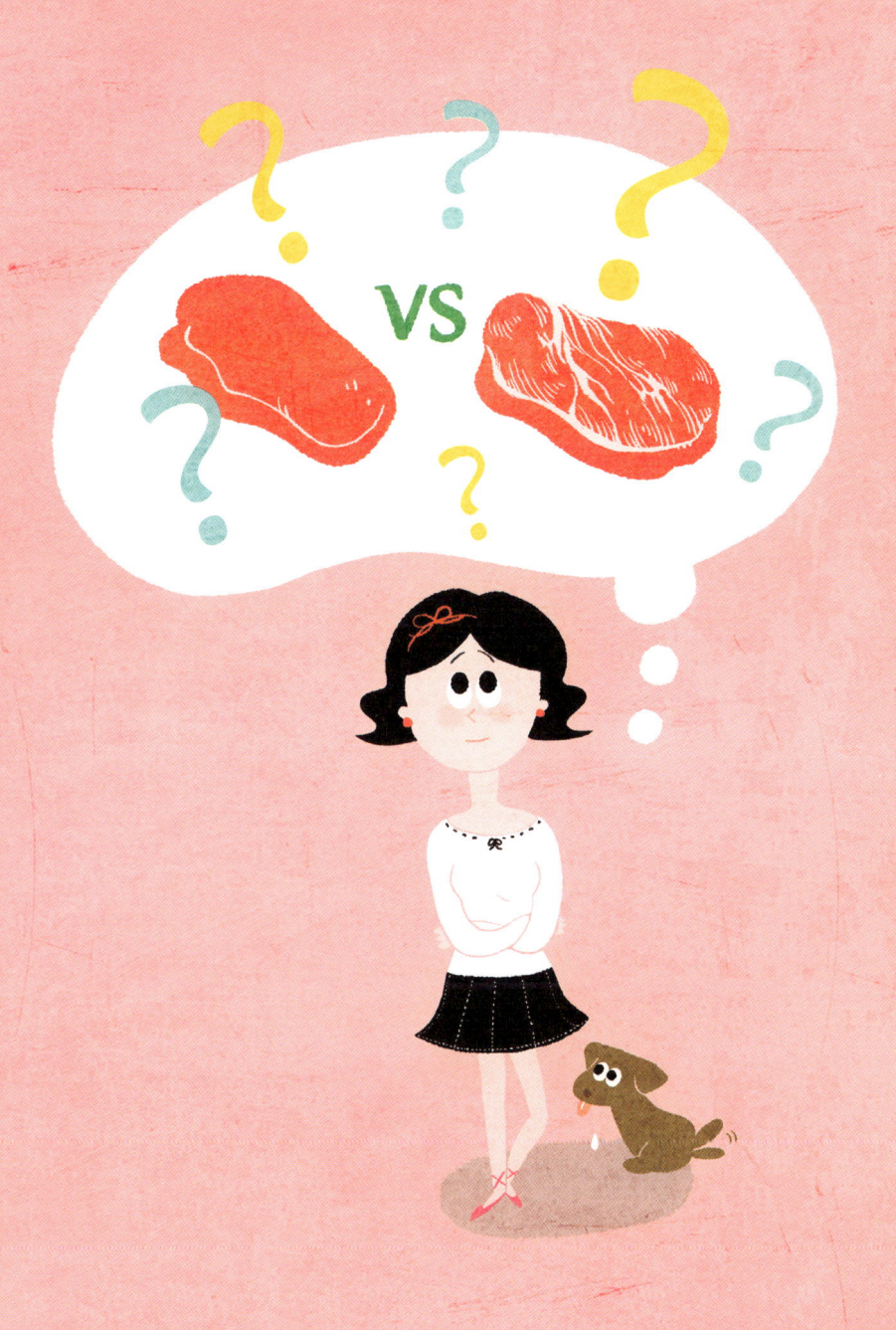

이다. 결론적으로 이전까지 곡물비육한 소는 광우병에 걸릴 가능성이 크다는 이야기다.

요즘은 이에 대한 반작용으로 '목초비육Grassfed' 소가 주목받고 있다. 하지만 문제는 이 목초비육 소를 어디서 구하느냐다. 앞서 언급했듯이 생산비가 싸고 사람들이 많이 찾는 '곡물비육'으로 전체 육우농가의 90%가 사육 방식을 전환한 오늘날 국내에서 목초비육된 육우를 찾기란 하늘의 별 따기가 되었다.

호주 – 뉴질랜드산 소고기

바로 여기서 호주와 뉴질랜드산 소고기의 장점이 두드러진다. 별도의 대륙이 분류될 정도로 넓은 땅을 가진 호주의 육류 비육 방식은 오랫동안 전형적인 '목초비육Grassfed'이었다. 미국식 비육장에 소를 가두지 않고 초지에 방목放牧하는 형식으로 자란 소들은 풀을 먹고 자란 데다 활동량도 많아 근육질의 탄탄한 몸매를 가지고 있다.

하지만 이런 호주-뉴질랜드산 소고기들은 오랫동안 국내 시장에서 냉대를 받아왔다는 사실이 참으로 아이러니하다. 목초비육된 소들의 지방질은 전체적으로 노란색을 띠고 있는데 곡물비육된 소들의 하얀 지방에 익숙해져 있던 소비자들에게 '신선하지 않다'는 오해를 사 외면당해온 것이다. 학교 급식소나 식당에 납품된 뉴질랜드산 소고기들이 지방질이 노랗다는 이유로 대거 반품되는 일들도 여러 차례 있었다. 하지만 지방질의 색은 소고기의 품질과 큰 관련이 없다. 새하얀 지방질은 오로지 보기 좋으라고 인간이 만든 가공의 결과다. 옥수수 등의 곡물사료를 먹은 소들의 지방질도 기본적으로 노란색을 띠지만 출하 직전 집중적으로 강피사료(겨, 귀리 등으로 이루어진 사료. 장복 시 소의 영향 불균형을 초래)를 먹여 인위적으로 쇠기름의 색을 하얗게 만든 결과다. 이런 사실을 모르는 일반 소비자들은 새하얀 마블링을 맛과 영양은 물론 위생의 상징으로 여기고 열심히 먹었던 것이다.

광우병 파동을 겪고 곡물비육의 문제점이 널리 알려지면서 사람들의 의식구조가 개선된 것은 그나마 다행스러운 일이다. 하지만 문제는 이 때문에 호주 쪽의 움직임이 변하고 있다는 데 있다. 일본과 한국 시장에서 호주산 육우 소비의 부진함을 확인한 호주 측 농민들이 '곡물비육'으로 사육 방식을 전환하고 있다. 2005년 한국농촌경제연구원Korea Rural Economic Institute에서 발표한 호주 목축업에 대한 보고서에 따르면 호주 축산업자들이 한국과 일본 수출품에 한해서 출하 3개월을 전후해 소를 가두고 곡물 사료를 먹이는 과정을 추가해 수출 불황을 타개하려는 움직임이 두드러진다고 한다. 이제 '호주산 곡물비육'이라는 명찰을 자랑스럽게 단 소고기들이 국내 시장을 채워가고 있다.

끝으로 어느 나라 소고기든 피해가기 어려운 문제가 하나 더 있다. 항생제와 성장호르몬이다. 생물학적 농축 과정을 통해 고기에 축적된

항생제와 성장호르몬이 인간의 몸에서 부작용을 일으키는 사례가 보고되고 있다. 내성을 가진 슈퍼박테리아, 성조숙증 등의 원인으로 '고기'가 의심받고 있다. 그럼에도 불구하고 농가들이 이를 포기하지 않는 이유는 생산성 때문이다. 곡물 사료와 마찬가지로 항생제와 성장호르몬은 개체들의 크기를 더욱 비대하게 만드는 효과를 가지고 있다. 다소 의외겠지만 '비육'과 거리가 먼 항생제의 효과도 같다. 항생제를 먹인 개체는 무항생제 개체보다 더 빨리, 크게 성장하는 경향을 보인다. 이 때문에 농가에선 딱히 병이 없는 소나 돼지에게도 영양제의 개념으로 항생제를 무분별하게 투약하고 있다.

어떤 소고기를 먹을 것인가?

우리가 지금까지 맛과 영양의 지표로 삼아왔던 소고기의 선택기준이 실은 건강에 아무런 도움이 되지 않았음을 알게 되었다. 곡물비육을 극대화한 방식의 미국산 소고기는 안전성이 의심스럽고 딱히 건강하지도 않다. 현재 수입 추진 중인 캐나다산 소고기는 문제가 많은 미국시장에서도 퇴출당한 소고기이다. 그렇다고 한우는 지고지순한 신토불이의 대상이냐, 그것도 아니다. 이미 미국식 곡물비육 체계를 그대로 답습함은 물론 1++와 같은 등급을 만들어 기형적인 마블링을 추구해 입에는 부드러울지 몰라도 건강에 좋다고 결코 말할 수 없다.

목초비육되는 호주산과 뉴질랜드산 소고기가 거의 유일한 대안으로 제시될 수 있었지만 국내 소비자들의 편향된 식성 때문에 이제 호주산과 뉴질랜드산도 곡물비육 과정을 거쳐 수입되고 있다. 게다가 만국 공통인 항생제와 성장호르몬 문제는 소비자들의 손을 너무 크게 벗어나 있다.

채식하고 싶어질 지경이라고? 그래도 고기는 먹고는 살아야 한다. 그나마 주어진 조건 아래에서 가이드라인을 정하자면 다음과 같다.

- 마블링을 기준으로 산정된 소고기 등급에 현혹되지 않는다
- 목초비육된 고기를 찾는다
- 될 수 있으면 무항생제, 성장호르몬을 투여하지 않은 고기를 찾는다

맛만 좋은 고기가 아니라 환경과 건강까지 고려하는 소비자들의 선택이 이어질 때 공급자와 생산자들의 태도 변화도 기대해 볼 수 있을 것이다.

치맥, 살찌지 않게 즐기는 법

치맥,
어떡하지~
너?

7th
QUESTION

코치 D, 제 말 좀 들어보세요.

설날엔 떡국, 추석엔 송편, 복날엔 삼계탕을 먹는 것처럼

한국인이라면 출출한 밤에, 특히 금요일밤엔 치맥을 먹는

게 지극히 당연한 것 아닌가요?

그게 바로 한국인의 기상 아니겠어요?

하지만 전 늘 이 신성한 치느님 앞에서 다이어트에 대한

걱정을 떨쳐버리지 못한답니다.

그렇다고 한국인의 운명이자 소울 푸드인 치맥을

거부할 순 없겠죠.

그러나 조금이나마 살이 찌지 않게 먹는 방법,

코치 D는 알고 있으리라 믿습니다!

한국인의 소울 푸드, 범국민적 사랑을 받는 치킨, 하지만 우리는 얼마나 알고 어떻게 즐기고 있는 걸까? 치킨의 맛과 영양 그리고 다이어트에 미치는 악영향까지 낱낱이 파헤쳐보자.

타이밍

누가 말했던가, 인생은 타이밍이라고. 치맥에도 분명 최적의 타이밍이 있다. 기본적으로 치킨은 '야식'이다. 브런치로 '프라이드 치킨'을 즐기는 사람은 그리 많지 않다. 시중의 치킨 전문점들도 빨라야 오후 2~3시부터 문을 열고 아예 저녁 장사부터 시작하는 곳도 많다. 그리고 그 시간은 새벽 2시까지 이어진다. 저녁밥을 든든히 먹었어도 자정이 넘어가면 자꾸 치킨집 전화번호가 머릿속에서 맴도는 현상을 다들 한 번쯤 겪어봤을 것이다.

의지박약이라며 자신을 탓하지 말자. 이는 지극히 자연스러운 생리현상이다. 사람의 몸은 태양이 뜨고 지는 24시간의 움직임에 맞춰 기초체온, 대사율, 호르몬 분비가 주기적으로 바뀐다. 이른바 '생체리듬'이라는 말로 잘 알려진 '일주기성'이다. 일주기성을 연구하는 학자들이 재미있는 현상을 발견했다. 사람의 몸에서 새벽 1시에서 2시경 공복 전도나 혈당에 상관없이 식욕을 자극하는 호르몬 그렐린Ghrelin이 분비되는 것이다. 그렐린이 성장호르몬의 분비를 촉진하기 때문에 수면 시간에 맞춰 재분비되는 것 같다는 추정 외에는 뾰족한 설명이 없다. 한 가지 분명한 것은 새벽에 깨어 있으면 누구나 배고픔을 느낀다는 사실이다. 민감한 이들 가운데는 자면서 배고픔을 느껴 일어나는 경우도 있다. 이제 다이어트 전략 하나가 나왔다. 절대로 밤샘하지 말 것. 다이어터들에겐 마의 새벽 1시를 피해 무조건 일찍 자고 일어날 것을 권한다.

맥주

치맥은 맛에서는 환상의 조합이지만 건강에서는 최악의 조합이다. 단순히 살이 찌고 빠지는 다이어트 차원을 넘어서 '통풍'을 유발할 수 있는 가장 나쁜 음식 조합이다. 체내 요산Uric acid이 쌓여 관절에 극심한 통증을 유발하는 성인병 통풍Gout. 일단 술은 통풍에 좋지 않지만 그중에서도 특히 맥주는 통풍 유발 물질인 '퓨린Purine' 함량이 주류 가운데 최고다. 거기에 고단백, 고지방 식품인 치킨이 거들면 통풍 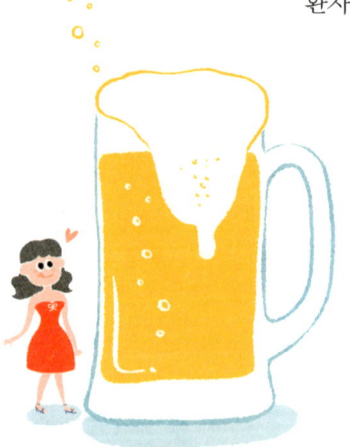환자들에겐 사약과도 같은 음식이다. 다이어트에 대해선 이미 결론이 나왔다. 살이 두려운 사람은 안주를 버리는 대신 속을 버려야 하고 안주를 선택한 사람은 살까지 덤으로 찐다. 거기에 맥주의 안주는 최고의 칼로리를 자랑하는 '프라이드 치킨'이 아니던가! 치맥이 건강식품이었다면 세상은 참 불공평했을 것이다.

나트륨

치킨의 숨은 복병은 나트륨이다. 닭을 있는 그대로 튀긴다고 '치킨'이 되지는 않는다. 그 옛날 시장통 가마솥 통닭의 뻑뻑함을 기억하는가? 치킨의 숨은 맛은 '염지鹽漬'(염지제를 첨가하여 일정기간 담가 놓은 제조 공정)에서 나온다. 치킨 브랜드와 매장마다 노하우가 담긴 조미액에 닭을 담가 핏물을 빼고 고기 속으로 맛이 스며들게 만드는 과정이 필수적으로 들어간다. 문제는 이 과정에서 사용되는 조미액의 구성 성분이 주로 '나트륨'이라는 사실이다. 플러스알파로 튀김옷에도 상당량의 소금이 들어간다. 튀김옷과 닭 사이에 맛의 밸런스를 잡기 위해 튀김 반죽에도 소금을 섞기 때문이다. 이 때문에 치킨은 생각보다 짠 음식이다. 치킨 한 마리에 들어 있는 나트륨이 성인의 일일 권장량(5~6g)을 넘길 정도로 말이다. 물론 소금 그 자체가 체지방을 축적을 유발하거나 사람을 살찌게 하진 않는다. 그러나 얼굴이나 손발, 장딴지가 자주 붓는 만성 부종을 유발하고 신장과 심혈기관 건강에 좋지 않다는 사실은 널리 알려져 있다.

칼로리

치킨은 당연히 고칼로리 식품이다. 치킨 프랜차이즈 업체들이 밝힌 정보에 따르면 치킨 한 조각의 열량은 220~300kcal 수준이다. 한 마리로 환산하면 프라이드 치킨은 1,700~2,000kcal 정도 된다. 한 마리의 치킨이 세끼 섭취한 열량보다 많을 수도 있다는 말이다. 치킨의 이런 어마어마한 칼로리는 닭보다 튀김옷에서 나온다. 사람들이 고기하면 살이 찐다며 무작정 터부시하지만 닭과 같은 가금류의 고기는 단백질이 풍부해 다이어트 식품으로 각광받고 있다는 사실을 의외로 모르는 사람이 많다. 식용유를 머금고 있는 튀김옷이 진짜 문제다. 더불어 의외의 복병은 '양념치킨'이다. 업체마다 양념치킨의 칼로리를 2,000~2,700kcal로 밝히고 있는데 이는 프라이드 치킨보다 훨씬 높다. 사실 프라이드 치킨에 추가된 양념만큼 칼로리가 올라가는 것은 당연한데 이 정도로 크게 차이가 나는 것을 모르는 사람이 많다. 이것은 치킨 양념의 제조 과정과 연료를 떠올려보면 쉽게 이해된다. 한국식 치킨 양념은 달달한 맛과 점성을 내기 위해 물엿과 설탕이 상당한 양을 차지한다. 결국 다이어트를 생각한다면 기름기를 쭉 뺐다는 오븐 구이 치킨이 정답이다. 튀김옷과 양념이 없으므로 한 마리에 1,000kcal까지 열량 차이가 나기 때문이다. 물론 바삭바삭한 맛을 느낄 수 없다며 거부감을 느끼는 이들을 위한 대안이 있다. 똑같이 오븐을 이용하지만 '베이크 치킨Bake Chicken(구운 치킨)'을 만드는 업소들을 찾아보자. 스프레이를 이용해 재료 위에 최소한의 기름을 뿌리고 컨벡션 오븐Convection Oven(대류식 전기 오븐)을 이용해 치킨을 만들면 칼로리의 증가는 최소화하면서 바삭바삭한 식감의 치킨을 즐길 수 있다. 사실 요즘 유행하는 '에어 프라이' 튀김기가 이와 유사한 원리를 차용하고 있다.

반전

여기서 치맥 애호가들에게 반가운 소식 하나. 치킨 닭의 칼로리만 봤을 때 표기된 것만큼 그렇게 높지 않다는 반전이 존재한다. 업체와 기관에서 발표하는 칼로리 표기는 사실 그렇게 정확하지 않다. 표기된 재료 함량에 단백질, 탄수화물, 지방에 각각 4, 4, 8의 값을 곱해서 단순 계산으로 만들어진다. 실제로 흡수되는 열량과 소화, 체온 유지에 사용되는 값까지 복잡하게 계산에 넣지 않는다. 한 가지 희망은 치킨은 소화하기 어려운 음식이라는 점이다.

음식은 먹으면 순간적으로 체온이 올라가는데 이를 식사 유도성 체열 생산, 줄여서 DIT Diet Induced Thermogenesis라 부른다. 천천히, 많이 씹을수록, 소화하기 어려운 재료일수록 DIT 값이 올라간다. 일반적인 음식의 DIT 값은 칼로리의 10% 내외. 하지만 단백질 함량이 많고(단백질은 3대 영양소 가운데 가장 높은 DIT 값을 자랑한다!) 먹고 나면 속이 더부룩할 정도로 포만감을 주는 치킨의 경우 DIT와 내장기관의 움직임으로 소모되는 분량이 전체 섭취량의 20% 가까이 된다는 주장도 있다. 물론 총

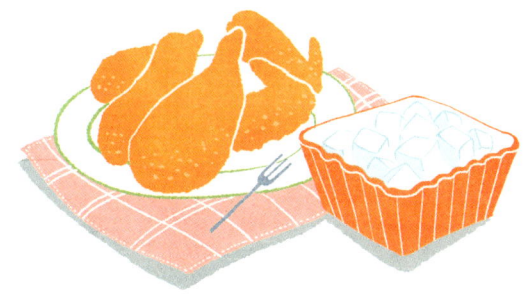

Chapter 1 먹방의 습격으로부터 나를 지켜낸다는 것

섭취 열량에서 20%를 덜어낸다 쳐도 애초에 열량의 절댓값 자체가 너무 높아 고칼로리 식품이라는 사실만은 변함없다.

복병

다이어트를 방해하는 치맥에는 또 다른 숨은 복병이 있다. 바로 치킨 무다. '반반무'(프라이드 반, 양념 반, 무 많이)라는 관용구가 생길 정도로 치킨의 느끼함을 잡아주는 새콤달콤한 치킨 무. 무는 특히 식이섬유가 풍

TIP

다이어트와 상관없이 맛있는 치킨을 먹는 지극히 사적인 팁 몇 가지

가장 큰 닭을 쓰는 브랜드는?
튀김은 겉은 바삭, 속은 촉촉해야 그 진미를 느낄 수 있다. 그러기 위해선 크고 싱싱한 닭을 사용해야 한다. 국내에 진출한 브랜드 가운데 가장 큰 닭(10호, 1,050g 이상)을 사용하는 곳은 의외로 KFC다.

오래된 기름이 맛있다?
치킨집의 가장 찜찜한 구석은 바로 오래된 기름이다. 하지만 앞서 말했듯이 맛과 건강은 반비례한다. 사실 새로 딴 새 기름보다 두세 번 사용한 기름으로 튀겼을 때 튀김옷의 고소한 맛이 가장 강하다. 슬픈 반전이 아닐 수 없다.

양념치킨 음모론
양념치킨은 진한 양념으로 튀김옷의 맛을 덮기 때문에 기름을 자주 교체하지 않는다는 속설이 있다. 객관적인 검증을 하기엔 어려운 부분이라 마음에 걸리는 사람이라면 프라이드 치킨을 선택할 것.

부해 동물성 식품인 치킨만 섭취할 때 영양의 불균형을 잡아준다며 많이 권해진다. 또 건강식품으로 많이 권하는 식초의 이미지 때문에 의식적으로 더 많이 챙겨 먹는 사람도 있다. 하지만 안타깝게도 치킨 무에는 식초보다 더 많은 설탕(심지어 공장에서 나온 공산품의 경우 액상 과당까지)이 들어간다는 사실을 잊는 경우가 많다. 치킨 무는 많은 사람이 생각하는 것만큼 건강한 식품이 아니라는 이야기다.

맛이냐 건강이냐

'칼로리는 음식이 맛있는 정도를 나타내는 수치'라는 농담이 있다. 슬프지만 사실이다. 더 달고 더 기름질수록 우리 입에는 맛있게 느껴지는 것이 인지상정. 하지만 입에 쓴 약이 몸에는 좋고 맛있는 음식일수록 건강과는 멀어진다. 치맥을 즐기는 우리는 맛과 건강 가운데 하나를 선택해야만 한다. 즐길 것인가, 지킬 것인가. 건강한 삶만큼이나 즐거운 삶도 중요하다. 때로는 즐길 줄도 알아야 한다. 하지만 넘치도록 채운 잔은 언젠가 부메랑이 되어 나에게 되돌아온다. 정말 즐거운 날 좋아하는 사람들과 기분 좋게 즐기고 빨리 일상으로 되돌아올 것. 이것이 치맥을 즐기는 바람직한 자세다.

야식의 유혹

잠은
합법적인
다이어트 약물?

코치 D, 전 매번 다이어트에 실패하는 이유를 아는데도

매번 무너지고 맙니다.

저를 무너뜨리는 그 녀석은 이름은 다름 아닌 '야식'입니다.

밤 11시쯤 되면 허기가 져 잠이 오지 않을 정도라

치킨, 피자, 보쌈 같은 배달 음식을 주문하고 말아요.

수없이 고쳐보려고도 시도해봤지만

완전히 습관이 되어 쉽게 고쳐지질 않아요.

이성을 잃고 허겁지겁 먹고 나서 후회를 반복하는

저 스스로에게 화가 납니다.

야식의 유혹, 저 같은 의지박약에게는

정말 탈출구가 없는 걸까요?

You are not alone

먼저 위로의 말을 전한다. 당신은 혼자가 아니다. 당신뿐만 아니라 지구 상에 사는 누구나 그 시간대에는 비슷한 '유혹'을 견딘다. 심지어 배고픔 때문에 자다 깨서 냉장고 문을 여는 사람들도 있다. 대체 이유가 뭘까? 이것은 우리의 의지와 상관없이 돌아가는 내 몸 안의 생체리듬 탓이다. 생체리듬은 24시간을 주기로 기초체온, 혈압, 각종 호르몬 분비가 규칙적으로 반복되는 현상이다. 이 호르몬들 가운데는 수면과 기상에 관여하는 멜라토닌Melatonin, 긴장과 스트레스 관련된 코르티솔Cortisol, 성장과 피로회복을 담당하는 성장호르몬, 그 밖에도 식욕과 관련된 것들도 존재한다. 대표적인 호르몬이 굶주림 호르몬이라 불리는 '그렐린Ghrelin' 이다.

한밤중의 굶주림은 본능이다

원래 그렐린은 소화가 끝나고 공복 상황이 되면 '에너지를 공급하라'는 뜻에서 분비된다. 그러나 희한하게도 한밤중에 다시 분비되는 생체리듬이 반복된다. 저녁 식사를 두둑하게 먹고 난 뒤에도 이 같은 일이 벌어진다. 이것은 그렐린이 배꼽시계 이외에도 '성장호르몬 분비 유도'라는 다른 기능을 가지고 있어서다. 피로회복과 손상된 조직 복구에 사용되는 성장호르몬은 한밤중에 왕성히 분비된다. 옛말 중에 키 크려면 일찍 자고 일찍 일어나라는 말도 성장호르몬 분비 때문이다. 성장호르몬은 밤에서 새벽 사이 가장 분비가 왕성하다. 이때 그렐린이 함께 분비되기 때문에 배고픔을 느끼는 것이다. 원래대로라면 깊은 잠에 곯아떨어져 배고픔을 느끼지 않았을 것이다. 그러나 지금은 현대 사회. 자정이 넘어서도 우리는 스마트폰을 붙잡고 침대에서 뒤척이거나 TV 리모컨을 들고 소파에 앉아 있곤 한다. 잠자리에 든 상태에선 비켜갔을 배고픔이 우리를 엄습한다.

잠은 합법적인 다이어트 약물이다

일찍 씻고 자라. 자연적인 생체리듬에 따르면 인간은 해가 지는 것과 동시에 잠자리에 들 준비를 시작해야 한다. 육아법의 고전인 '엘리자베스 팬틀리Elizabeth Pantley'의 〈울리지 않고 아이 잠재우기The No: Cry Sleep Solution〉에는 수면에 대한 흥미로운 의견이 나온다. 전기나 전등이 일반화되는 산업사회 이전까지 해가 지면 사실상 어둠이었고 사람들은 일찌감치 잠자리에 들었다. 산업시대만 하더라도 사람들은 초저녁부터 잠들곤 했고 지금도 해가 질 무렵에 아이를 재우면 아이가 더 길게 많이 잔다고 말이다.

야식집 전화번호를 뒤적이며 '오늘도 난 의지박약인가 봐'라고 자학하기 전에 확실하게 알아두자. 이것은 본능이다. 사람은 야행성 동물이 아니다! 본능에 따르면 깊은 잠에 빠졌을 시간에 활동하기 때문에 이런 문제가 발생한다. 잠자리에 들기 직전까지 전자파에 노출되어 있다가 골든 타임을 놓치고 그렐린의 습격에 울부짖지 마라. 무조건 일찍 잠자리에 들도록 하자. 한밤중에 닥치는 불청객은 애초에 대면하지 않는 것이 최선이다.

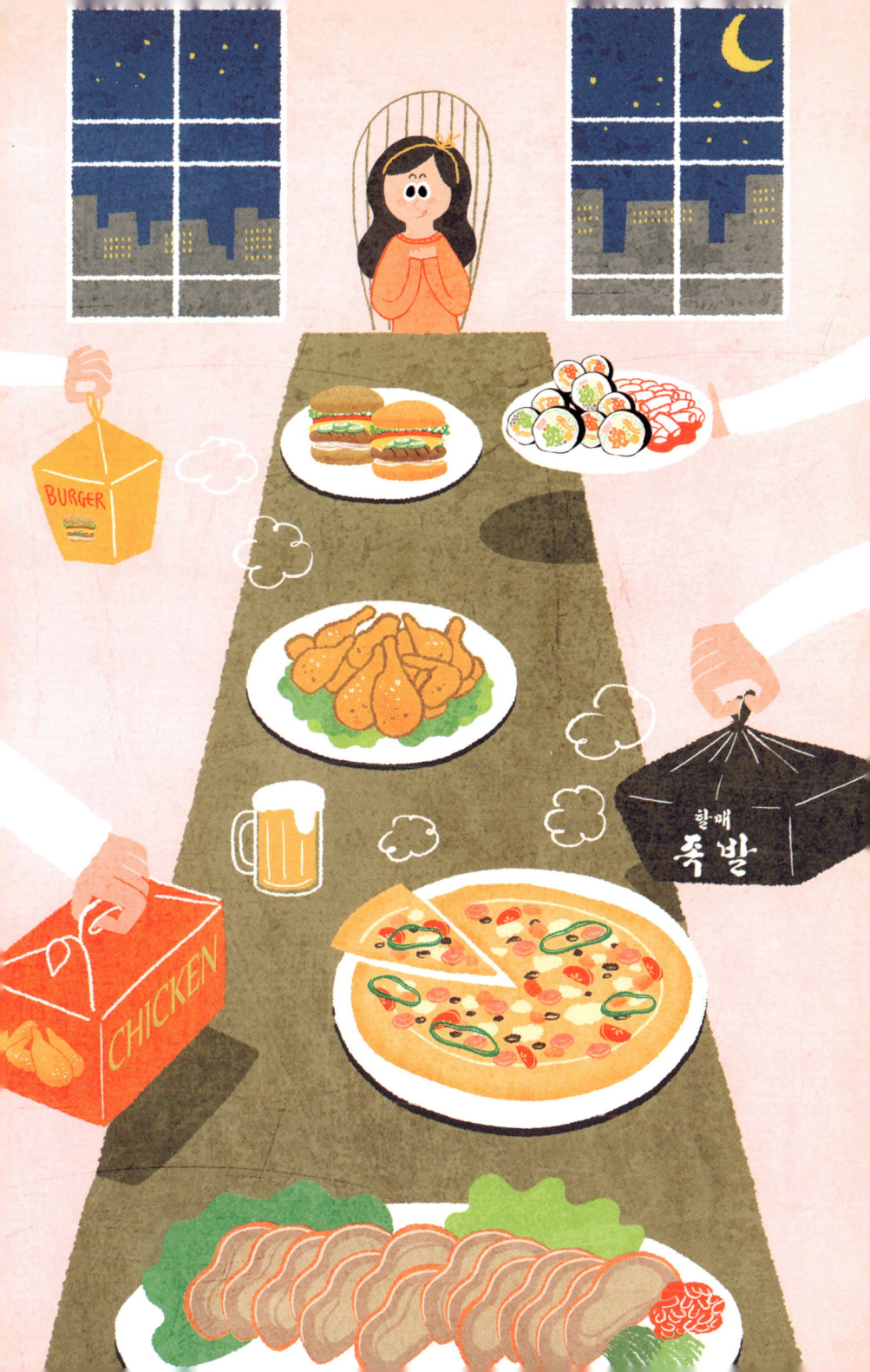

다이어터를 위한 명절 생존 팁

잠깐만요,
먹는 순서
바꾸고 가실 게요~

나름대로 다이어트 계획을 세워 충실히 이행하려고
노력 중인 한사람입니다.
하지만 제가 가장 걱정하는 것은
코앞으로 다가온 명절 연휴입니다.
가족행사 때문에 밖에서 밥을 먹을 일이 많아지는데
계획한 식단을 어기게 됩니다.
한두 번은 다이어트 식단에서 멀어질 수 있어도
연휴 기간이 결코 짧지 않아
어쩌면 공든 탑이 무너질까 걱정하게 됩니다.
일주일씩 이어지는 명절 연휴에는 어떻게 하면 좋나요?

피할 수 없다고 마냥 즐길 수도 없다!

일 년에 두 번. 피할 수 없는 위기가 우리 앞에 다가오나니 바로 민족의 명절, 설날과 추석이다. 명절이 다가올 때마다 다이어터들은 위기를 맞는다. 일단 명절이라는 이벤트 자체가 풍성한 음식과 뗄레야 뗄 수 없는 관계를 맺고 있다. 각각의 명절에는 송편, 오곡밥, 떡국 같은 '시즌 메뉴'가 존재하고 여럿이 한자리에 모여 이를 나눠 먹는 전통 의례도 거쳐야 한다. 음식을 매개로 삼아 사회관계를 확인하는 뜻깊은 자리지만 다이어터들에겐 심판의 날과 같다. 연휴 내내 사람들이 모이는 식탁을 피해 다니며 왕따로 낙인 찍힐 것인가 혹은 함께 어울리며 끈끈한 관계를 유지하다 결국 실패한 다이어터로 전락할 것인가? 피할 수도 없지만 마냥 즐길 수도 없다.

STEP. 1 일보 후퇴를 인정한다

일단 다가오는 명절 앞에선 겸허하게 '일보 후퇴'를 받아들이는 마음가짐이 중요하다. 특히 체중은 늘어날 수밖에 없다는 사실을 인정하고, 이를 다시 원상복구 시킬 수 있다는 자신감을 갖도록 하자. 명절 연휴를 보낸 뒤 열에 아홉은 체중이 불어난다. 이는 대부분 '카보하이드레이트 로딩Carbohydrate Loading', 즉 탄수화물 축적으로 인해 나타나는 일시적 현상이다. 우리가 섭취한 영양분은 모두 체지방으로만 쌓이는 것이 아니다.

간과 근육에 동물성 탄수화물 형태로 저장되기도 한다. 이 동물성 탄수화물을 '글리코겐Glycogen'(저장 다당류)이라고 부르는데 간과 근육에 글리코겐이 축적되면 상당량의 수분을 함께 끌어들인다. 그래서 명절이

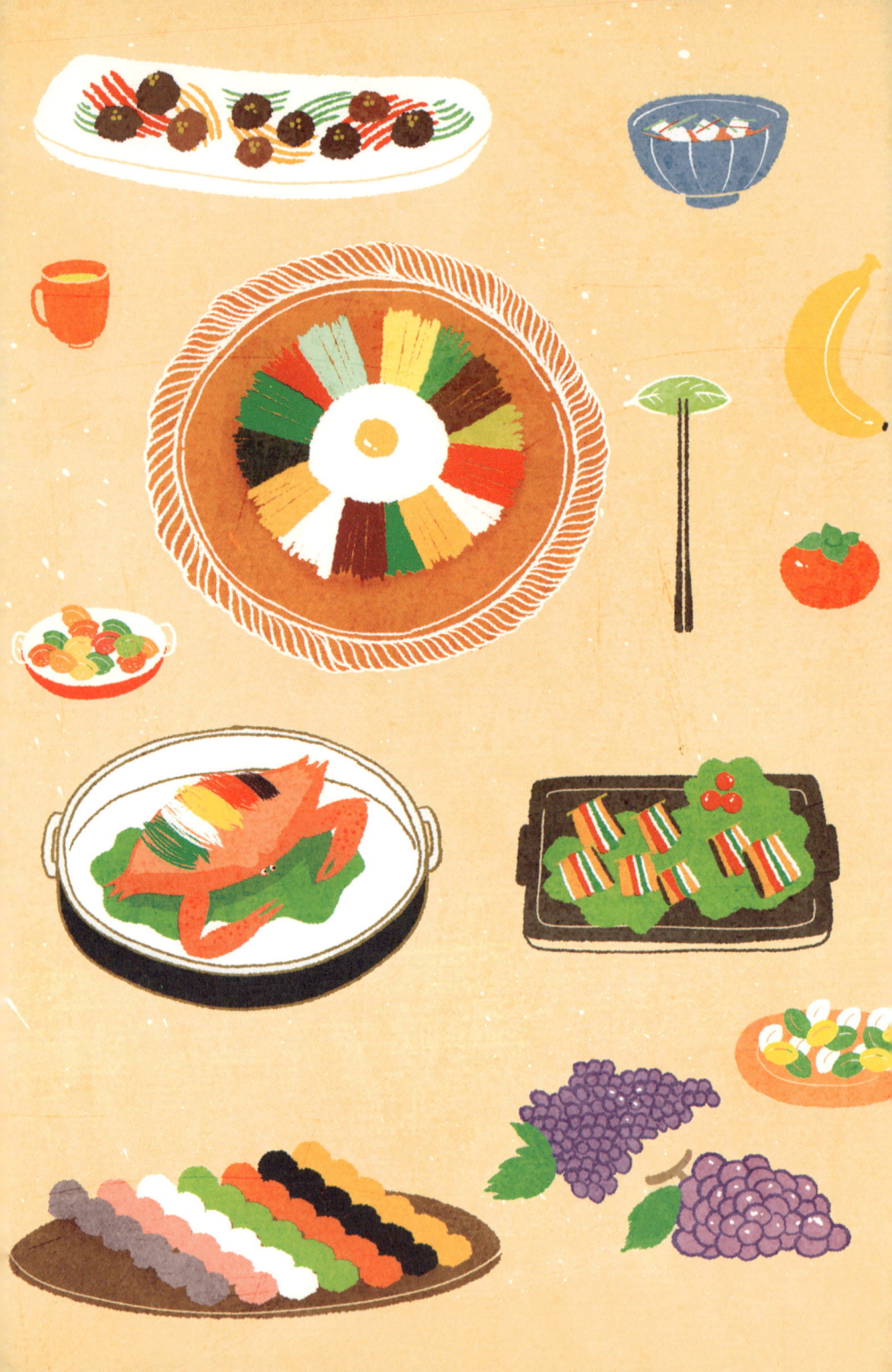

지나면 체중이 평소에 비해 적게는 2~3kg, 많게는 5kg 이상 늘어날 수 있다. 특히 명절 음식인 떡, 한과, 부침개, 식혜는 탄수화물 함량이 많아 이런 현상이 더욱 두드러진다. 하지만 이때 늘어난 체중의 구성 성분은 수분이 대부분이라 운동을 시작하면 금방 소모된다.

그러니 연휴가 끝난 뒤 늘어난 체중계를 보면서 경악하거나 한숨을 내쉬며 세상을 원망하진 말자. 자학하거나 자포자기할 시간에 곧바로 운동을 시작하고 일주일 내로 체중이 정상화되는 것을 눈으로 확인해 본다. 일보 후퇴를 인정하되 이보전진二步前進의 발판으로 삼는다!

STEP. 2 포만감을 극대화 시킨다

명절을 낀 연휴엔 상차림이 푸짐해지고 평소보다 먹고 마시는 자리 또한 잦아진다. 그래서 다이어트를 할 때 가장 경계해야 하는 '과식'에 빠지기 쉽다. 여기서 의문이 생긴다. 과식을 방지하는 안전장치, '포만감'은 왜 무용지물이 되는 걸까? 포만감을 느낄 수 있는 식사량이라는 것이 과연 정해져 있을까? 사실 포만감은 단순히 음식의 양으로 결정되지 않는다. 식사량뿐 아니라 혈당치, 호르몬 분비량, 심리적 요인이 복합적으로 어우러져 결정되는 복잡한 척도다.

단순히 양으로만 따지자면 위장은 굉장히 신축성이 큰 장기라 억지로 밀어 넣으면 문자 그대로 '배가 터질 때까지'도 음식이 들어간다. 그래서 식탁에 앉은 사람들의 식사 패턴은 실제로는 '배부를 때까지'가 아니라 '그릇을 비울 때까지'에 가깝다. 사람은 포만감을 느끼고 젓가락을 내려놓는 것이 아니라 먹을 게 더는 눈에 들어오지 않을 때 비로소 먹는 것을 멈춘다. 특히 쌀이나 국수같이 모양이 일정하지 않은 식품은 양을 재기가 더욱 어렵다. 작은 공기든 고봉밥이든 다 똑같은 '한 그릇'으로 인지하고 의식 없이 비워버리기 쉽다는 이야기다.

그리고 뒤늦게 '어? 너무 많이 먹었나? 속이 더부룩하네'하고 후회하는 수순을 밟는다. 이런 미련한 실수를 예방하기 위해 연휴 기간에는 밥, 국, 죽, 면처럼 형태가 일정하지 않은 음식은 피한다. 그리고 밤, 감, 대추처럼 개수를 세면서 얼마만큼 먹었는지 자기 점검이 가능한 음식 종류로 먹는다. 거기에 추가로 천천히 먹는 것은 다이어터로서 기본 중의 기본이다.

STEP. 3 먹는 순서만 바꿔도 살이 덜 찐다

자, 이번엔 오랜만에 방문한 친척 집에서 거한 상차림을 대접받았다. 이미 밥을 먹고 왔다고 극구 사양해 봤지만 소용없다. 결국 체념하고 최대한 조심스럽게 약간만 골라 먹기로 한다. 일단 식혜 한 모금으로 목을 축이면서 상황을 살핀다. 떡이나 과일만 몇 조각 집어 먹고 끝내려고 했지만 쉽게 놓아주질 않는다. 설날이니 떡국이 빠질 수 없다며 그릇을 채워주니 예의상 반만 먹기로 한다. 이렇게 먹었더니 순 탄수화물로만 배를 채우는 것 같아 영 불안하다. 영양 균형을 맞추기 위해 단백질을 채워줄 고기산적과 반찬도 몇 점 집어먹는다. 바로 이것이 똑같은 종류, 똑같은 양의 음식을 먹고도 살이 '더' 찌는 전형적인 식사 순서다.

음식의 종류나 양은 그대로 둔 상태에서 식사 순서를 바꾸는 것만으로도 다이어트 효과를 볼 수 있다. 바로 혈당조절의 호르몬 '인슐린Insulin'

에 그 비밀이 숨겨져 있다.

일단 우리가 음식을 씹어 삼키면 그 안의 영양분 때문에 '혈당Blood Sugar'이 올라간다. 그러면 혈당을 낮추기 위해 췌장에서 인슐린이라는 호르몬이 분비된다. 인슐린의 주 임무는 영양분을 먼 미래에 쓸 수 있는 형태로 전환하는 것이다. 먼 미래에 쓸 수 있는 형태란 체지방을 말한다. 한 마디로 인슐린이 많이 분비될수록 살이 쉽게 찐다. 정리해 보면 음식물은 혈당을 올린다. 혈당인 인슐린이 오르면 반응해서 분비된다. 인슐린이 많이 분비될수록 살찌기도 쉬워진다. 따라서 혈당을 급하게 올리는 음식은 인슐린 분비를 촉진해서 먹으면 쉽게 살이 찌는 것이다.

다이어트 상식 중 하나인 G.I. Glycemic Index(당부하지수)가 이를 활용한 수치다. 음식별로 먹었을 때 혈당이 오르는 속도를 비교해 나타나는 GI 수치는 결국 인슐린 분비와 연결된다. 그렇다면 인슐린 분비량을 낮게 유지하려면 어떻게 해야 할까? 가장 단순하면서도 확실한 방법은 굶는 것이다. 들어온 것이 없으니 저장할 것도 없다. 두 번째는 GI 값이 낮은 식품을 골라서 먹는 것이다. 당분이 거의 없는 채소, 고기, 견과류가 대표적인 저GI 식품이다. 그리고 지금부터 알아볼 마지막 방법, 음식 종류별로 먹는 순서를 바꿔본다!

채소(식이섬유) → 고기(단백질) → 밥(녹말) → 디저트(당분) 순서로

밥과 반찬, 거기에 국까지 한데 놓고 뒤섞어 먹는 습관에 익숙한 토종 한국인들에겐 한식을 이 같은 '코스' 스타일로 먹는 방법이 조금 어

색할 수도 있다. 하지만 여기에 명절 다이어트의 비결이 숨겨져 있다. 뱃속에 식이섬유, 단백질, 탄수화물(당분)순서로 차곡차곡 층을 쌓는다는 기분으로 식사하자! 이 순서는 GI 값이 낮은 음식의 순서, 즉 먹었을 때 혈당을 천천히, 조금씩 올리는 음식의 순서다. 인슐린 분비를 순차적으로 최소화시켜 같은 종류, 같은 분량의 음식을 먹어도 살이 덜 찌게 해주는 다이어터들의 안전벨트 같은 장치가 되어줄 수 있다.

가장 먼저 먹어야 하는 것은 채소. 채소는 당분이 거의 없고 식이섬유가 풍부해 혈당증가 폭이 가장 적고 따라서 인슐린도 조금 분비시킨다. 거기에 더불어 다른 음식의 혈당 증가 수치를 떨어뜨리는 효과까지 있다. 비밀은 풍성한 식이섬유 함량이다. 사람의 소화기관은 식이섬유를 온전히 소화할 수 없다. 따라서 뱃속에 들어간 식이섬유는 배출될 때까지 다른 음식물과 내장 사이에 끼어들어 차단 장벽처럼 소화흡수를 방해한다. 본격적으로 식사하기에 앞서 미리 식이섬유를 이용해 위장 속에 완충지대를 설정하는 것이다. 명절 음식 중에서는 차례상에 오르는 고사리, 도라지, 시금치와 같은 삼색 나물이 적격이다. 마치 레스토랑에서 샐러드부터 먹듯 꼭꼭 씹어먹는다.

다음 순서는 육류다. 단백질이 주성분인 고기는 '당분'이 없으므로 식사량에 비해 인슐린 분비가 적게 일어난다. 차례상에는 육적이나 어적, 포와 같은 '고기반찬'이 풍부하다. 채소 다음 순서로 이들 고기반찬을 먹자. 특히 단백질은 탄수화물에 비해 무게당 포만감이 크기 때문에 이 단계서 이미 배부르다는 느낌을 받는 사람도 있다. 위의 식사순서를 준수하면 과식 예방 효과까지 볼 수 있다.

그리고 나서 비로소 탄수화물을 먹는다. 반찬 없이 맨밥만 먹을 수는 없기 때문에 떡국으로 대신한다. 쌀, 밀, 보리 같은 곡물은 탄수화물 덩어리로 섭취와 함께 급격한 혈당 증가가 일어난다. 밥술부터 뜨고 보자는 식습관은 사실 다이어트와는 상극인 셈이다. 그리고 마지막으로 '설탕'이 들어간 수정과나 식혜 같은 주전부리들을 조금만 먹을 것.

민족의 대명절, 새로운 기회로 만들 것인가 자포자기 할 텐가? 달리다 넘어졌을 때 중요한 것은 제자리에 앉아 우는 것이 아니라 다시 털고 일어나는 의지다.

명절 다이어터를 위한 생존 팁

단 음식일수록 마지막에!
단 음식일수록 마지막에 먹는다. 절대적으로 맞는 이야기는 아니지만 단맛이 강할수록 당분을 많이 포함하고 있고 이는 인슐린을 많이, 빠르게 분비시킨다.

같은 음식도 조리법에 따라 GI가 변한다
고구마를 예로 들면 날것 < 삶은 것 < 구운 것 < 설탕 바르고 지지고 볶은 것

그래도 과일이 낫다
과일도 단맛이 나기 때문에 무조건 피해야 한다고 믿기 쉽다. 하지만 이는 굉장히 단선적인 생각이다. 과일에 함유된 당은 포도당Glucose보다 과당Fructose이 많아 인슐린 분비가 많이 늘어나지 않는다. 또한 식이섬유와 수분함량이 많아 다른 '달달구리'에 비해 훨씬 안전하다. 술, 식혜, 떡, 과일이 상에 올라왔다면 주저 없이 과일이다.

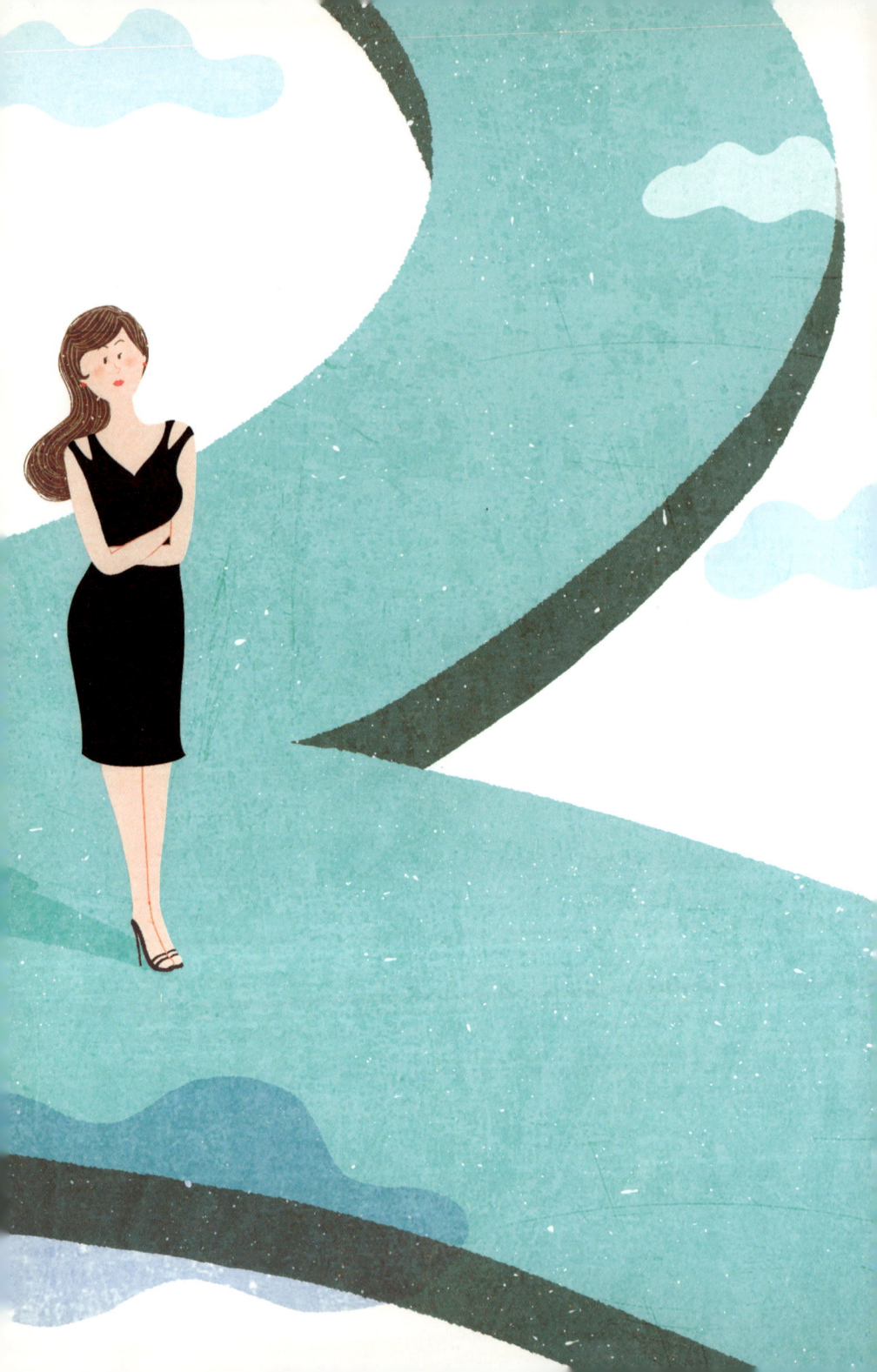

영원한 다이어트계의
쌍두마차

칼로리, 계산하는 것이
다이어트에 도움이 된다
VS 안 된다

음식을 먹기 전에 항상 칼로리를

먼저 떠올리게 되는 버릇이 있어요.

저건 몇 칼로리, 저걸 먹으려면 러닝머신을 몇 분 뛰어야 해.

이런 식의 계산을 매일 하다 보니

스트레스와 강박관념이 이만저만이 아니네요.

매일같이 수학 숙제하듯 칼로리 계산에

집착하는 저를 발견합니다.

코치 D 도와줘요~

일단 계산부터 시작합니다?

다이어트라면 일단 계산기부터 두드리고 시작하는 사람들이 있다. 바로 칼로리Calorie(생리적 열량)계산을 위해서다. 인체는 생명현상을 유지하기 위해 음식을 먹고, 소화시켜 열을 낸다. 숨 쉬고, 걷고, 달리고, 체온을 유지하는 등 모든 생명 현상은 열에너지로 돌아간다. 칼로리란 열에너지를 표기하는 단위이므로, 한마디로 '열에너지의 양'(열량)이다. 연료에 불을 붙여 움직이는 기계처럼 사람의 몸도 열에너지로 움직인다. 단, 사람에게 필요한 연료는 음식이다. 이 연료가 넘쳐나 살이 됐으니 조금 넣어주면 살이 빠진다. 간단한 추론이다. 이때 연료의 주입량을 얼마나 어떻게 줄일 것인가를 결정하기 위해 필요한 것이 칼로리 계산이기 때문에 대부분의 사람들이 다이어트의 첫걸음을 칼로리 계산에서 시작한다. 이처럼 숫자 계산을 통해 평소보다 식사량을 줄이는 '저칼로리 다이어트'는 가장 일반적이면서 보편적이고 타당한 다이어트 방식처럼 보인다. 공감한다면 한번 퀴즈에 도전해보자.

퀴즈

굳은 의지로 다이어트에 도전한 당신, 여러 가지 정보를 모아본 결과 가장 확실한 효과를 자랑한다는 '걸그룹 다이어트'로 결정했다. 유명 걸그룹 멤버들이 몸매관리를 위해 한다는 하루에 성인 여자의 기초대사량 수준인 1,400kcal만 챙겨 먹는 방법이다. 좋다, 이제부터 입안에 들어가는 것은 하나하나 메모하고 식품 영양성분표 옆에 붙은 칼로리를 기록

하겠다. 그래 내가 좋아하는 간식, 초콜릿바 하나가 180kcal로군. 이거 8개면 1,480kcal. 조금 아슬아슬하지만 얼추 1,400kcal 근처로 맞출 수 있겠다. 좋아, 이제부터 매일 아침, 점심, 저녁밥으로 초코바 2개씩, 오후와 자기 전에 간식으로 초코바 1개씩만 먹겠어. 하루 초코바 8개, 1,400kcal 저칼로리 다이어트 식단 완성!

자. 하루에 초코바 8개와 물만 마시면서 1,480kcal를 섭취한 사연의 주인공은 과연 다이어트에 성공할 수 있을까?

'어차피 뱃속으로 들어가면 다 똑같다.' '칼로리는 칼로리일 뿐, 무엇을 먹든 어떻게 먹든 조금 먹으면 빠지고 너무 많이 먹어서 찌는 것이다.' 이런 논리라면 '과자도 아이스크림도 칼로리만 맞춰서 먹는다면 당연히 살이 빠질 것이다'라는 확신이 서야 한다. 하지만 이런 극단적인 퀴즈 앞에서 주저 없이 '네'라고 답하는 사람은 드물다. 사람들은 표면적으로는 '다이어트=저칼로리 식단=식사량 제한'이라고 반응하면서도 무의식중에는 '사실 그게 다이어트의 전부는 아니'라는 이중적인 태도를 갖고 있다. 열심히 칼로리 계산을 해서 식단을 짜지만 실제로 저칼로리 다이어트가 실패하기 쉽다는 사실을 암묵적으로 인정하고 있는 셈이다.

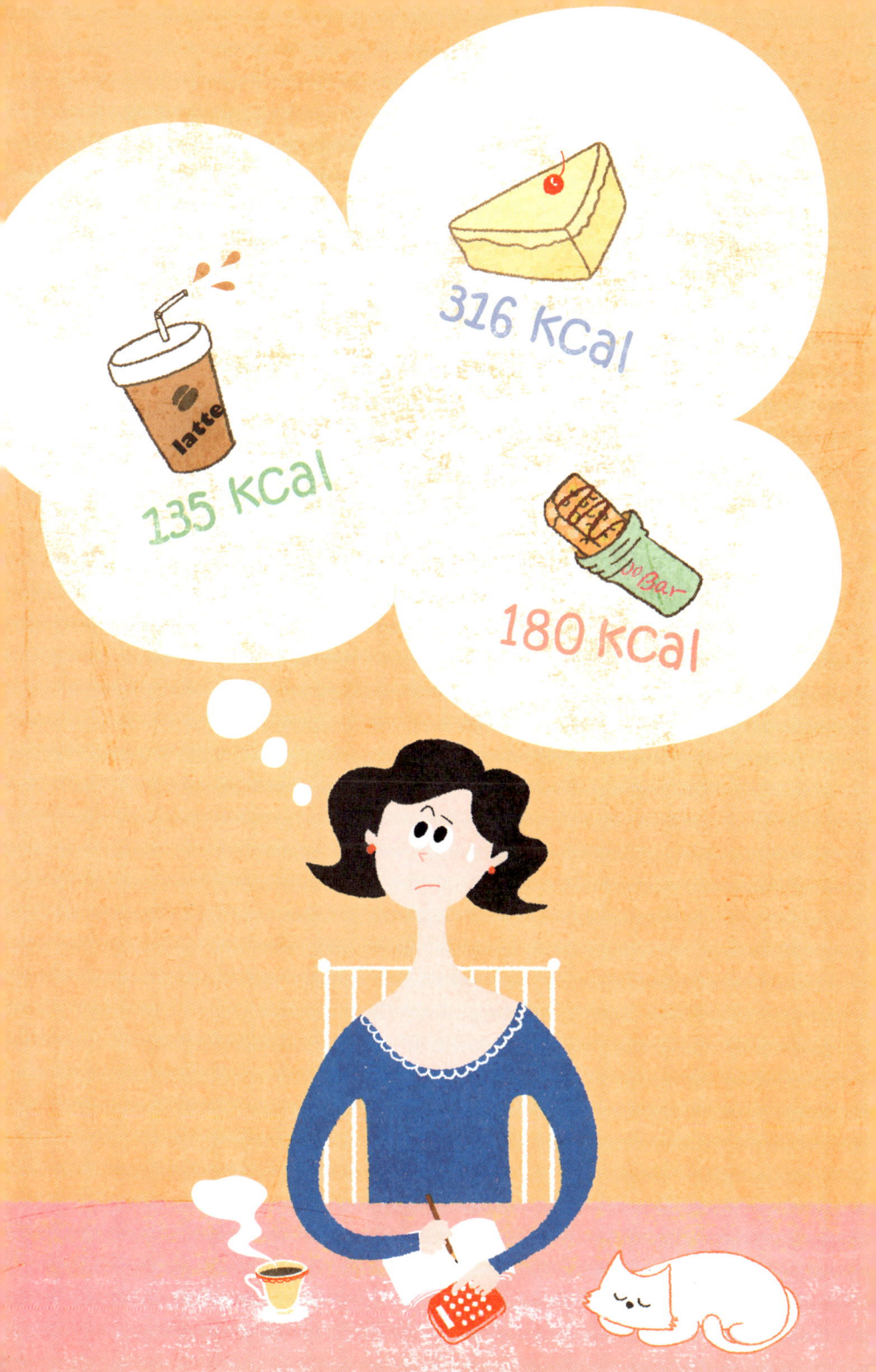

얼마나 VS 무엇을 VS 어떻게

다이어트에 있어 단순히 조금 먹는 것 그 이상의 길이 있을까? 다이어트 시중에 유통되는 다이어트 방식들은 크게 세 종류로 나눌 수 있다. 일단 사람은 살려면 먹긴 먹어야 한다. 그렇다면 다음 세 가지 경우의 수가 생긴다. '얼마나' 먹을 것인가, '어떻게' 먹을 것인가 그리고 '무엇을' 먹을 것인가?

먼저 다이어트 하면 누구나 가장 먼저 떠올리는 1차원적인 방식, 먹는 양 자체를 줄이는 것이다. 소식小食이나 금식禁食, 저지방, 저칼로리 식단, 포탈 뉴스에 심심찮게 오르내리는 '걸그룹 충격 식단'들이 전형적으로 먹는 양에 관련된 다이어트 법이다. 이를 위해 우리는 일단 계산기부터 두들긴다.

다음으로는 '먹는 방식'을 중요하게 여기는 다이어트 프로그램들이다. 이들은 같은 양, 같은 종류의 음식을 먹어도 '어떻게' 먹느냐에 따라 살이 찔 수도 있고 빠질 수도 있다고 주장한다. 간헐적 단식, 백번 씹어 먹기, 두 시간에 한 번씩 먹기, 갈아서 먹기, 익히지 않는 생식법 등이 '어떻게'를 화두로 삼는 다이어트 방식이다.

끝으로 '무엇을' 먹느냐 다이어트다. 동물성 식품을 완전히 배제하는 채식주의, 반대로 동물성 식품의 비율을 늘리라는 앳킨스 다이어트(황제 다이어트), 깨끗한 과정을 거쳐서 생산된 식재료를 먹으라는 유기농 캠페인, 팔레오 다이어트가 바로 이 '무엇을'을 강조한 다이어트 법들이다.

이 세 가지 다이어트 방식 가운데 가장 확실한 효과를 보이는 것은 무엇일까? 각각의 프로그램과 지지자들은 서로 자기가 옳다고 주장하고 다른 방식을 깎아내리기 바쁠 것이다. 하지만 다들 문제점을 하나씩은 안고 있다.

'얼마나' 다이어트들은 이론대로라면 가장 확실한 다이어트 법일 것 같다. 그러나 아무것도 먹지 않으면 결국 사람은 죽는다. 정말 목숨이 위태로울 정도로 식사량을 줄이면 당연히 피골皮骨이 상접할 수밖에. 그리고 그 과정에서 죽도록 고통받고 힘들어서 다들 작심삼일, 중도 포기의 무한루프를 반복하니까 문제다.

그래서 '어떻게'를 강조한 다이어트들이 등장한다. 양을 줄이지 말고 '먹는 방법'만 바꾸라고 하기에 스트레스가 덜할 것 같다. 하지만 이들 '어떻게' 방식의 다이어트 프로그램들은 사실 식사량 자체를 줄이기 위한 보조 수단인 경우가 대부분이다. 급하게 먹을수록 포만감을 느끼기도 전에 과식할 가능성이 커지기 때문에 천천히 꼭꼭 씹어서 먹다 보면 평소보다 덜 먹게 되는 효과를 유도하는 것이다. 한때 크게 유행한 간헐적 단식의 경우도 같은 맥락에서 볼 수 있다. 하루 전체를 놓고 봤을 때 음식물 섭취량은 줄어들지만 이를 한 끼에 몰아 먹기 때문에 스트레스가 풀리고 다음 하루를 더 버틸 수 있게 도와주는 동기부여를 주는 것이다.

그래서 사람들은 '무엇을' 먹느냐로 눈을 돌린다. '알 수 없지만 나쁜 첨가물, 나쁜 환경 때문에 독소(혹은 살)가 몸에 더 많이 쌓이도록 만드는 제3의 원인이 있을 거야. 특별한 그 무엇인가를 식단에 추가하면 다이어트가 될 거야' 이런 식으로 접근하다 보니 '무엇을 먹느냐'를 내세우는 다이어트들 가운데는 유독 상업성에 오염된 과장광고가 많다. 특정 성분, 특정 식품의 효과를 지나치게 과대 포장하는 기능성 식품(건강보조 식품)광고로 도배되기 쉽다.

단선적인 사고방식을 버려라

이제 퀴즈로 돌아가자. 초콜릿바 8개로 하루 1,400kcal를 채우겠다는 저칼로리 다이어트는 과연 타당할까? 다이어트란 그렇게 간단하지 않다. 뉴스 기사만 봐도 '상대적으로 살이 더 잘 찌는 식품', '같은 양을 기준으로 놓고 봤을 때 포만감이 크거나 적은 식품', '좋은 탄수화물과 나쁜 탄수화물', '글리세믹 인덱스'(GI), '식이섬유의 효과', '액상과당의 문제점' 등의 건강정보가 쏟아지고 있다. 이런 정보를 접해왔기 때문에 '정크 푸드로 칼로리를 맞춘다'는 발상이 선뜻 내키지 않는 셈이다. 퀴즈에 나온 초콜릿바 다이어트는 '얼마나'에 집착하는 바람에 '무엇을'을 망각해 버린 실패사례다.

다이어트도 생명현상의 일종이다. 그리고 생명이란 우리 생각하는 것만큼 단순하지 않다. 의도하지 않았던 결과를 받아들고 망연자실해야 하는 경우도 많다. 우리는 세상사가 단순했으면 하고 바란다. 원인과 결과가 분명하고 1차 방정식처럼 규칙적인 패턴이 반복되었으면 하고 말이다. 하지만 경제지표, 기상현상, 밀고 당기는 연애에 이르기까지 투입Input과 산출Output 간의 관계를 쉽게 예측하기 어려운 경우가 많다.

브라질에서 시작된 나비의 날갯짓이 미국에선 태풍이 되는 것처럼 말이다. 다이어트도 마찬가지다. 다이어트를 시작하는 사람들은 1차 방정식을 그린다. '원푸드', '절식', '쉐이크', '빨대' 같은 한 가지 변수를 투입하고 거기에 상응하는 결과가 나오기를 바란다. 그러나 결과는 사람마다 각양각색이 되거나 같은 사람이 해도 때에 따라 상반된 결과가 나오게 되는 경우가 허다하다. 과거에 효과를 봤던 다이어트 프로그램을 떠올리며 이번에 다시 시도해 봤더니 대실패, 똑같은 다이어트 코스에 등록했는데 친구는 되고 나는 안 된다. 겪어본 사람들은 다들 알만한 이야기다. 다이어트를 하는 우리의 몸은 '복잡계'다. 그래서 다이어트 프로그램들은 여러 가지 원리를 복합적으로 동원해서 디자인하고 촘촘한 실행규칙을 갖고 있어야 원하는 목표에 도달할 수 있다. '이거 하나만 무조건 해'라거나 '이거 하나만 먹지 마' 식의 다이어트 프로그램들이 실패하는 것은 어찌 보면 당연한 결과다.

정말 다이어트에 성공하고 싶다면 '무엇을', '어떻게', '얼마나' 이 세 가지 원리를 복합적으로 적용해 촘촘하게 다이어트 프로그램을 구성해야 한다. 단순히 칼로리만 낮게 먹을 것이 아니라는 말이다. '식이섬유가 많은 생야채를 중심으로 포만감을 높인다'(무엇을) + '갈아 마시면 식이섬유가 파괴되고 성급하게 마실 수 있기 때문에 반드시 씹어 먹는다'(어떻게) + '시럽이 들어간 커피는 부피대비 열량이 높기 때문에 하루에 한 잔으로 제한한다'(얼마나)와 같은 방식의 접근이 필요하다.

술을 마시면
살이 찐다
VS 안 찐다

다이어트를 시작했는데 이번 주에 회식이 잡혔습니다.

어떤 술과 안주로 버텨야 살이 찌지 않을지 고민이 됩니다.

그런데 또 술을 마신 다음 날이면

이상하게 체중이 줄어들기도 하는 것 같아요. 왜 그렇죠?

그리고 술 마신 다음 날 밀려드는

해장국의 달콤한 유혹이란!

그러니까, 코치 D! 술 마시고 싶다고요!

마셔도 된다고 말해주세요! 네에?

술은 살찐다. 무조건!

"다이어트 하려면 일단 술부터 줄이세요"

전혀 어려울 것 없는 상식적인 조언이다. 그런데 문제는 그다음부터다.

"알코올은 영양분이 아니라서 지방으로 전환되지 않는다던데요?"

"알코올은 분해과정에서 칼로리 소모가 많아서 살이 안 찐다던데요?"

"알코올 중독자들은 오히려 비쩍 말랐던데요?"

"안주 없이 술만 먹으면 괜찮다던데요?"

"술을 먹고 났더니 오히려 체중 줄었어요!"

"제가 듣기로는 카더라… 카더라… 카더라…"

이렇게 되묻는 애주가들의 속내는 한결같다. '그러니까, 맘 좀 편하게 술 마시고 싶으니 괜찮다고 해주세요' 유감스럽지만 이런 일명 '답정너' (답은 정해져 있으니 너는 대답만 하면 돼)들을 위한 결론은 심플하다.

술은 살찐다. 무조건.

알코올은 영양분이 아니다!

사실 이 한마디로 술과 다이어트의 상관관계에 관한 모든 질문의 답을 대신할 수 있다. 술의 핵심 성분인 알코올은 '영양분'이 아니다. 알코올은 의학적으로 봤을 때 '지연성 마취제' 또는 '신경억제제'로 분류될 수 있는 약물이며 몸에서 대사되는 과정도 소화가 아닌 '해독'에 가깝다. 우리가 일반적인 음식을 섭취하면 그 안에 포함된 3대 영양소(탄수화물, 단백질, 지방)는 위장 → 소장 → 대장 등의 소화기를 거쳐 소화된다. 그러나 술은 일단 몸에 들어오면 다른 음식들과 전혀 다른 과정을 거친다. 몸에 들어오는 즉시 해독시켜야 하고 쓰고 남았다고 몸 안에 쌓아둘 수도 없다. 알코올이 몸 안에 남아 있는 상태란 곧 취했다는 뜻이며 이 상태가 계속된다면 급기야 뉴스에 출연할 기회까지 잡게 된다. '회식 자리에서 술 마시다 숨진 직장인 산재처리 논란……. 비뚤어진 망년회 문화 변해야…….' 이처럼 알코올은 매우 강력한 약물이다.

일단 술을 마시면 몸은 다른 활동은 모두 중단하고 해독 작용에 몰두한다. 위나 장에 있는 점막을 타고 흡수된 알코올은 혈액 속에 녹아 혈관을 타고 간, 뇌, 폐 등의 다른 장기로 전달된다. 뇌로 들어간 술은 뇌기능을 일시적으로 마비시켜 기분을 좋아지게 하고 움직임을 둔하게 하거나 말을 헛나오게 한다. 또 폐로 들어간 미량의 알코올은 호흡을 따라 공기 중으로 배출된다. 그래서 고주망태가 된 아저씨들이 옷에 술을 흘린 것도 아닌데 온몸에서 감내를 풍기는 것이다. 날숨으로 혈중 알코올 농도를 측정하는 경찰의 음주 단속은 이와 같은 원리를 활용한 것이다. 그러나 이런 식으로 배출되는 알코올은 총섭취량의 2~3%에 불과하고 대부분은 혈관을 따라 간으로 옮겨진다. 그러면 인체의 화학 공장인 간은 알코올을 독성이 없는 물과 이산화탄소로 분해하기 위해 밤새도록 일을 한다. 이렇게 혹사당한 간이 피로해져 간수치가 떨어지고 만성피로, 간경화, 지방간 등으로 끝을 맺게 된다.

술만 마시면 살이 찌지 않는다? NO!

술에도 분명 칼로리가 있다. 술의 주성분인 알코올은 탄수화물이나 단백질의 두 배에 가까운 열량 공급원이다. (탄수화물, 단백질 그램당 4kcal VS 알코올 7kcal)그러나 비타민, 미네랄, 식이섬유와 같은 영양분은 '빈 칼로리Empty Calorie'의 대표주자다. 따라서 술을 마시면 과자나 청량음료 같은 정크 푸드를 먹을 때와 똑같은 상황이 벌어진다. 빈 칼로리에서 얻은 열량을 모두 태우는 것이 우선순위라 살이 쉽게 찌게 된다. 술과 함께 먹은 음식은 칼로리 소모 우선순위에서 밀리기 때문에 술과 함께 먹은 안주는 소모되지 않고 체지방으로 쌓이게 된다!

술을 마시면 에너지 소모가 촉진된다? NO!

술을 마시면 알코올의 효과로 혈관이 확장되고 몸이 뜨거워지기 때문에 이런 오해가 생기기도 한다. 하지만 진실은 결코 그렇지 않다. 사람의 몸은 진동한다. 우리 몸은 어제와 별 차이가 없는 것처럼 보이지만 매일 수많은 세포를 부수고 다시 만들면서 총량을 보존할 뿐이지 가만히 있는 것이 아니다. 우리가 가만히 앉아 있는 지금 이 순간에도 뱃살이 '어느 정도'는 분해되고 있다는 사실을 알고 있는가? 그런데도 왜 뱃살은 줄어들지 않을까? 분해된 만큼 재합성되기 때문이다. 우리의 몸은 밥을 먹지 않을 땐 몸 속에 저장돼 있던 체지방을 꺼내 에너지로 쓰고 밥을 먹으면 섭취한 음식물의 영양분을 다시 체지방으로 저장한다. 그러니까 신체적 균형이란 어느 지점에 딱 '고정'된 것이 아니라 이리저리 흔들리는 '진동'에 가까운 것이다. 뱃살도 마찬가지다. 어제와 오늘의 허리둘레는 같을지언정 가만히 멈춰 있는 것이 아니라 조금씩 늘어났다 줄어들기를 반복한다. 그러나 술이 들어오는 순간 균형이 깨진다. 알코올은 독소라 몸에 들어오는 순간 최우선적으로 처리해야 한다. 따라서 술을 마시면 기존의 신진대사가 멈추고 알코올 대사가 0순위로 올라간다. 평소엔 가만히 있어도 일정 수준은 태워 없앴을 지방 분해가 멈췄으니 결과적으로는 살이 찌는 셈이다. 술은 그 자체가 문제일 뿐만 아니라 신진대사 전체에 부정적인 영향을 미치기 때문에 다이어트와 상극인 것이다.

술 먹은 다음 날 줄어든 체중의 진실?

그런데 희한하게 술을 마신 다음 날 체중계에 올라서면 몸무게는 빠져 있는 경우가 있다. 어찌된 일일까? 일단 체중이 줄어든다는 것 자체는 사실이다. 그러나 체중계의 함정에 빠지면 안 된다. 다이어트는 '체지방 감소'지 '체중 감소'의 문제가 아니다! 과음으로 인해 줄어든 체중계의 무게만큼 살이 빠진 것이 결코 아니라는 이야기다.

알코올 해독은 간이 담당한다. 술이 들어오면 간은 비축하고 있던 비상식량인 글리코겐을 소모해 이를 해독한다. 글리코겐이란 간이나 근육에 저장된 '탄수화물'로 성인기준의 몸에 3~5kg 정도 저장되어 있다. 원래는 운동할 때를 대비해 저장해 놓은 에너지원인데 급한 대로 알코올 해독에 사용하는 것이다. 이로 인해 소모된 글리코겐의 무게만큼 체중이 줄어들 수도 있다. 그러나 이걸 보고 살이 빠졌다고 좋아하다가는

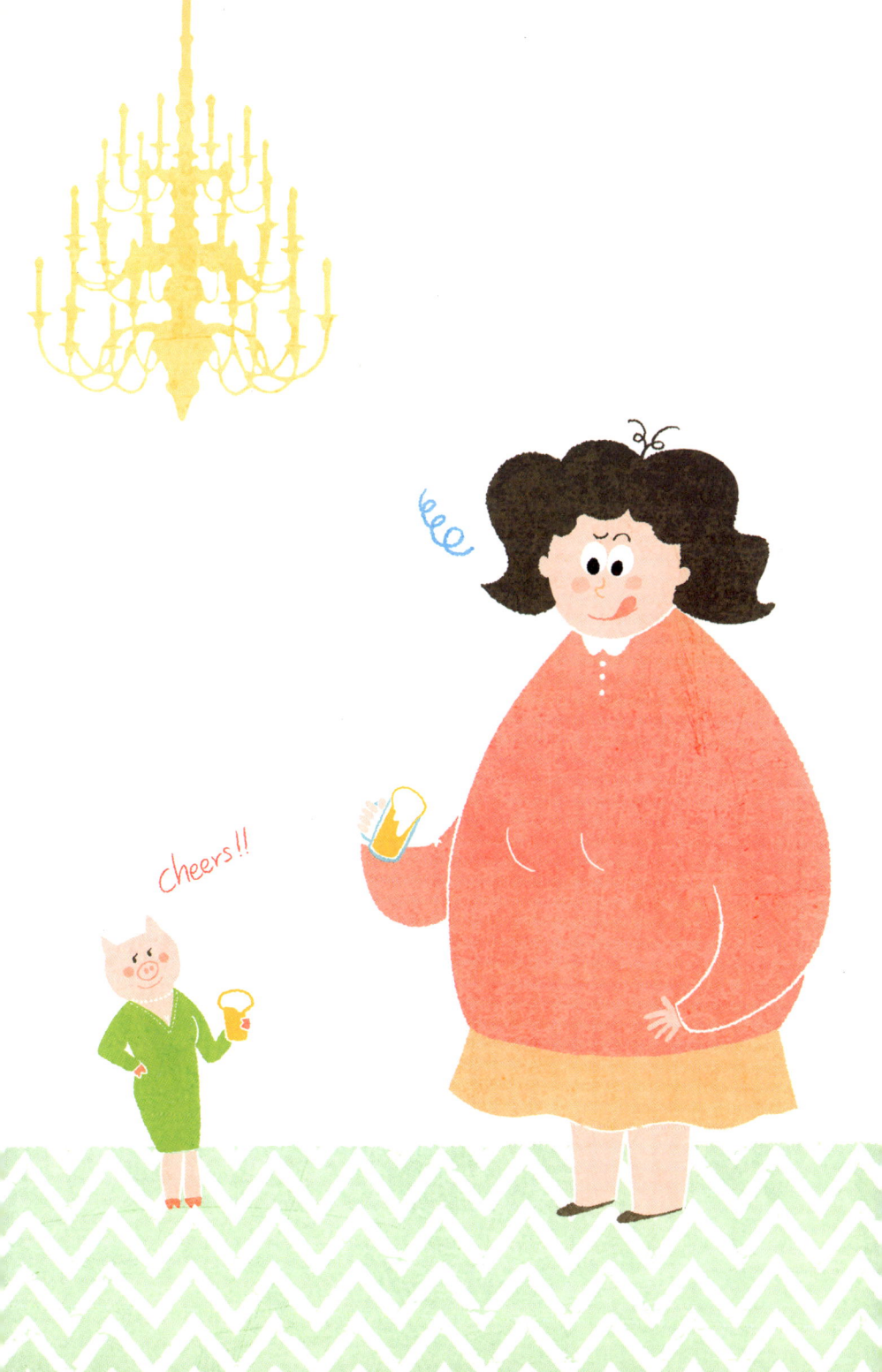

큰일난다! 글리코겐은 쉽게 소모되는 만큼 쉽게 충전되는 에너지원이다. 다음 날 저녁때면 간밤에 소모했던 만큼 다시 충전된다. 또 다른 요인은 수분 배출이다. 알코올은 항이뇨 호르몬을 억제해 몸에서 수분을 많이 배출시킨다. 그래서 술자리에선 화장실을 자주 가게 되고 이 때문에 탈수가 유발된다. 결과적으로 체중이 줄어들지만 역시 아침 해장이 끝나면 바로 원상 복귀된다. 즉 과음으로 인한 체중변화의 대부분은 '수분 변화'(글리코겐 역시 70% 정도가 수분)라는 극히 일시적인 현상이며 24시간 이내에 원상복구 된다는 사실을 명심하자.

해장, 그 달콤한 유혹…

엎친 데 덮친 격으로 술은 마실 때뿐만 아니라 마신 후에도 살찌기 딱 좋은 분위기가 조성된다. 술 마신 다음 날 밀려드는 해장국의 달콤한 유혹이란! 왜 우리는 술을 마신 다음 날 라면, 쌀국수, 콩나물 국밥 등 해장할 것들을 자연스럽게 찾게 되는 걸까? 술을 마시고 난 다음 날엔 유달리 배가 고팠던 경험, 누구에게나 있을 것이다. 심지어 술을 마시고 있는 도중에도 참을 수 없는 허기가 몰려온다! 이것은 순간적으로 '당이 떨어져서' 빚어진 현상이다. 술자리에서 찾아드는 '알코올성 저혈당'의 원인은 바로 앞서 언급한 '줄어든 체중의 진실'에 답이 있다. 평소 다른 일을 하는 간이 알코올을 해독 하느라 혹사당하면서 비축하고 있던 글리코겐을 소모해 혈당이 떨어지고 몸이 탄수화물을 원하게 된다. 이 때문에 술을 계속 먹다 보면 뭔가를 먹고 있는데도 배가 고픈 기현상이 벌어진다. 이것이 술 마신 다음 날 아침이면 아이스크림, 밥, 라면과 같은 '탄수화물 생각'이 유독 간절해지는 이유다. 그리고 이들은 공히 다이어트의 적이다.

다이어터를 위한 스마트한 음주비법

누가 뭐래도 술은 다이어트의 불청객이다. 그렇다고 해서 피할 수 있는 것도 아니다. 늘 그렇듯 '스마트하게' 마시는 것이 관건이다. 일단 주종 선택이 중요하다. 독소이며 고칼로리 물질인 알코올 함량은 낮을수록 좋다. 그렇다면 일단 도수가 낮은 '발효주'(맥주, 막걸리, 사케, 와인 등)들이 떠오른다. 그러나 이들은 곡물이나 과일이 원재료로 알코올 이외에도 당분과 같은 상당량의 부산물을 함유하고 있다. 술과 동시에 설탕물을 함께 마시는 셈이니 살이 찌기 쉽다. 대표적인 발효주인 막걸리나 동동주는 예부터 일꾼들의 식사대용일 정도로 당분이 풍부한 술이다. 결국 술을 깔끔하게 마시는 가장 좋은 방법은 도수 높은 증류주蒸溜酒를 스트레이트나 온더록(잔 속에 얼음을 넣고 위스키나 브랜디를 따라 마시는 것) 등으로 희석해 먹는 것이다.

안주 선택은 주종 선택보다 더 까다롭다. 안주 없이 먹는 술은 건강을 해치지만 술과 함께 먹는 안주는 지방으로 쌓인다. 최선의 선택은? '수분과 식이섬유, 그리고 단백질이 많은 안주'다. 수분은 알코올을 희석해 도수를 낮춰주는 효과를 내고 식이섬유는 수분을 머금으면 부피가 불어나 점막을 보호하는 일종의 방어막으로 작용한다. 더불어 단백질 역시 술이 흡수되는 내장의 점막에 코팅을 만들어준다.

마지막으로 술자리의 끝은 노래방으로 장식해보자. 단순히 재미를 위해서가 아니라 술이 빨리 깨는 것은 물론이고, 숙취 예방까지 기대해 볼 수 있기 때문이다. 앞서 말했듯이 마신 술의 일부는 간을 통하지 않고 바로 호흡기를 타고 몸 밖으로 배출된다. 이때 호흡을 촉진해 더 많은 술기운을 곧바로 뱉어낸다면 간의 부담을 줄여줄 수 있다. 가장 이상적인 방법은 운동이겠지만 음주 후 혈관이 확장된 상태에서 격한 운동을 하는 것은 자살행위나 마찬가지다. 노래방에서 술기운의 힘을 빌어(?) 샤우팅Shouting 창법으로 빠른 템포의 댄스곡을 불러보면 술기운을 떨쳐 버리는 데 제법 도움이 될 것이다.

과일은 다이어트의
적이다
VS 아니다

걸그룹 다이어트 식단을 보면

사과 한 알이 꼭 들어가더라고요.

그래서 얼마 전부터 과일을 먹기 시작했어요.

다이어트 기간 내내 워낙 밋밋한 음식만 섭취하다 보니

과일이 평소보다 두 배, 세 배 달게 느껴져

계속 손이 가더라고요.

마치 군것질처럼요! 그런데 과일에도 당분이 들어있어서

사과 두 개를 먹으면 밥 한 공기를 먹은 것과 똑같다는

어마무시한 이야기를 어디서 들었어요.

정말 그런가요? 혹시 마른 과일은 괜찮나요?

마음껏 먹어도 살이 안 찌는 과일은 없나요?

알려줘요, 코치 D!

유독 다이어트 계에선 '상식의 탈을 쓰고 날뛰는 낭설들'이 넘친다. 고구마 예찬이나 통곡물 선호처럼 나름대로 연원(淵源)이 있는 것부터 현미 생채식 같은 순수 오컬트Occult, 물을 마시면 인슐린이 과다분비(?)된다는 괴담에 이르기까지 그 종류도 다채롭다. 때로는 자칭 '전문가'라는 이들까지 대열에 합류한다. 그럴듯한 용어와 권위에서 오는 막연한 신뢰가 상황을 더 악화시킨다. 그 중 하나가 바로 '과일이 살찌기 쉽다'는 편견이다. 많은 서적에서 '과일은 당분이 많이 함유되어 다이어트에 방해가 된다'는 구절을 쉽게 찾아볼 수 있다. 그리고 이런 영향 때문인지 의외로 사람들이 과일에 대해 '공포'를 품고 있다. 심지어 설탕, 청량음료, 과자와 도매금으로 여기는 이들까지 있다. 이처럼 과일을 먹느냐 마느냐는 다이어트 계의 영원한 난제가 아닐 수 없다. 각종 전문가들의 의견을 종합해 봐도 상반된 논리가 팽팽히 맞서고 있다. 오늘 그 답을 속시원하게 알아보자.

단맛이 난다고 무조건 살이 찌지는 않는다

과일을 둘러싼 논란의 시작은 단맛에 있다. 과일은 달콤하다. 그리고 단 음식은 하나같이 다이어트의 적이다. 다이어트에 성공하기 위해서는 청량음료, 초콜릿, 과자류, 빙과류 등 단맛이 나는 주전부리를 멀리하라는 상식은 다들 알고 있을 것이다. 그러나 과일의 달콤함을 이들 가공식품의 달콤함과 동일시하면 곤란하다. 모든 단맛이 똑같은 성분에서 비롯된 게 아니기 때문이다. 당분에도 사실 여러 가지 종류가 있다. 단당

Chapter 2 영원한 나이이트게이 쌍두마차

류單糖類나 이당류二糖類도 포도당(정제, 함수결정, 무수결정), 과당, 덱스트린Dextrin, 올리고당, 엿류(맥아, 물엿, 가루엿)과당, 유당으로 나뉜다. 이들 가운데 단맛의 대명사, 비만의 주범 '설탕'의 주성분은 포도당이다. 밥이나 빵을 꼭꼭 씹어 먹다 보면 단맛이 나는 것도 주원료인 곡식이 포도당 덩어리이기 때문이다. 밥, 빵, 면, 떡 같은 음식은 일종의 포도당 덩어리이고 따라서 먹다 보면 살이 찌는 것이다. 그렇다면 과일도 이런 포도당 덩어리일까? 그렇지 않다. 과일의 단맛은 단순히 포도당 때문이 아니다. 과일의 단맛은 포도당과 과당果糖, Fructose의 합작품이다. 과당은 포도당과는 다르다. 순수 과당의 글리세믹 인덱스GI 값은 무려 11로 포도당의 10분의 1 수준이다. 그러면서 단맛은 포도당보다 훨씬 강하다. 이 때문에 과당으로 만든 '결정 과당'은 설탕을 먹을 수 없는 당뇨 환자들을 위한 감미료로 사용되기도 한다. 과일마다 포도당과 과당 함량에 차이는 있지만 비슷한 당도를 가진 다른 가공식품들에 비해 포도당 함량이 훨씬 낮은 건 공통사항이다. 그래서 과일은 당도가 높아도 다른 '달달구리'들에 비해 생각만큼 쉽게 살찌지 않는다.

과일은 과식 자체가 어렵다

하지만 여전히 과일 반대론자들은 말한다. 칼로리 표를 들이밀고는 '과일도 고칼로리 식품'이라며 엄격하게 먹는 양을 조절해야 한다고 말이다. 하지만 그들은 부분만 보고 전체를 보지 못하는 것이다. 과일은 애초에 과식이 어려운 식품이다. 다른 말로 '에너지 밀도'가 낮은 음식이라고도 한다. 초등학교 저학년에게 '질량'과 '부피' 그리고 '밀도'의 개념을 설명할 때 자주 사용되는 예를 들어보자. 솜 1kg과 돌 1kg 가운데 어느 것이 더 무거울까? 어린이들은 종종 돌 1kg이라고 말한다. 하지만 정답은 '같다' 되겠다. 똑같은 1kg이라고 '질량'을 말했기 때문이다. 그러나 같은 무게의 솜 1kg과 돌 1kg 중 부피는 솜이 훨씬 크다. 이게 바로 밀도의 차이다. 다이어트에 비슷한 개념을 적용해보자. 쌀이나 설탕, 밀가루 등을 가공해 만든 빵, 국수, 과자는 '에너지 밀도'가 높은 식품이다. 같은 부피, 같은 중량을 먹어도 그 안에 더 많은 칼로리가 농축되어 있다. 그러나 과일은 다르다. 같은 칼로리를 얻기 위해서 다른 디저트보다 훨씬 많이 먹어야 한다. 게다가 수분 함량 또한 많아 조금만 먹어도 쉽게 포만감이 온다. 과일을 두고 고칼로리 식품이라 주장하는 사람들은 단순히 '당분 함량'이나 '단위무게 당 칼로리'만 놓고서 비교하곤 한다. 하지만 부피에 비해 칼로리가 낮은 뻥튀기 과자도 1kg씩 먹어치운다면 분명 살이 찔 것이다. 그러나 1kg을 먹어치우기 전에 다들 배가 불러 그만두게 된다. 과일도 마찬가지다.

많이 먹어도 살로 가지 않는다?! – 마이너스 칼로리 식품

게다가 과일에는 다이어트를 위한 히든카드, '식이섬유'가 상당량 함유되어 있다. 같은 양의 당분을 먹어도 생과일로 먹는 것과 설탕이나 밥, 빵으로 먹는 것과는 천지 차이다. 소화 흡수 속도가 다르고 살의 생성 유무가 다르다. 이 때문에 아무런 조리를 가하지 않는 과일이나 야채만 먹으면

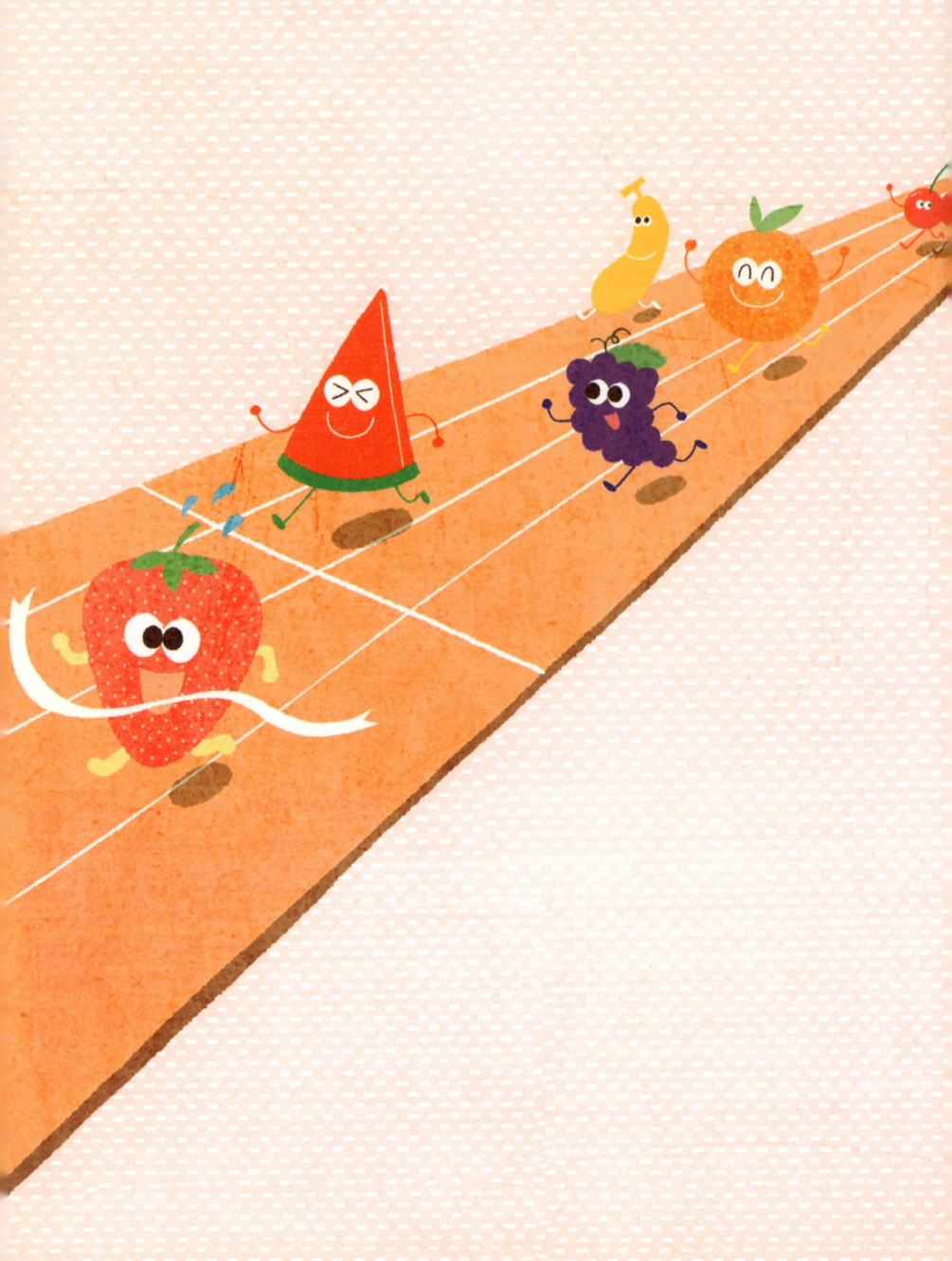

'마이너스 칼로리 다이어트'가 될 수 있다. 음식을 먹었다고 영양 섭취가 끝난 게 아니다. 소화와 흡수를 통해 몸이 영양분을 받아들일 때 피가 되고 살이 되는 법이다. 이때 영양분의 원활한 소화 흡수를 방해한다면 아무리 먹는 양이 많아도 살이 찌지 않는다. 오히려 살이 빠지는 것이다.

대표적인 예로 과일만 먹고 사는 '과식주의자果食主義者, Frutarian'들이 여기에 속한다. 유명인 가운데 애플의 CEO였던 스티브 잡스Steve Jobs가 오랫동안 과식주의를 실천해왔다. 이들은 동물뿐만 아니라 식물에도 생명이 있으므로 이들의 뿌리나 줄기를 꺾는 것은 생명을 해치는 행위라 주장한다. 그래서 이들은 식물이 다른 동물이 먹도록 허락한 부위, 즉 열매만을 취한다. 그래서 이들의 주식은 과일이나 견과류, 씨앗류로 한정된다. (좀 더 엄격하게 과일도 따서 먹지 않고 낙과落果만 취하는 사람들까지 있다) 먹을 수 있는 음식의 종류가 제 문에 부족한 에너지를 양으로 보충하려 한다. 그래서 과식주의를 실천하는 사람들의 식사량은 결코 적지 않지만 계속 살이 빠진다. 어느 정도냐 하면 여자들은 불임 수준(체지방률 약 15% 이하)이 넘고 남자들은 해부학 모형처럼 뼈마디가 드러날 지경으로 빠진다.

우리의 몸이 생과일이나 생채소를 잘 소화하지 못하기 때문이다. 해답은 '식이섬유와 불'에 있다. 식이섬유는 뱃속에 들어가는 순간 수분을 흡수해 부풀어 오르고 소화와 흡수를 방해한다. 거기에 익히지 않은 음식을 소화하기 위해 몸은 추가로 에너지를 소모한다. 잊기 쉽지만 소화도 에너지가 들어가는 엄연한 운동이다. 따라서 과일은 잘 흡수되지도 않고 소화시키는데 에너지가 많이 필요한 다이어트 식품이다.

자신 있게 말할 수 있다. 먹어라. 두번 씩, 세번 씩도 먹어라. 1kg짜리 딸기 한 상자를 모두 먹어도 결국 살찌는 것으로는 공깃밥 한 그릇만 못 하다. 결론은 자명하다. 과일은 같은 양을 먹었을 때 상대적으로 살이 덜 찌고 쉽게 배가 부르기 때문에 상대적으로 덜 먹게 되는 다이어트 식품 이다. 앞으로 '과일, 너무 많이 먹으면 다이어트에 위험' 따위의 제목을 달고 나오는 건강 기사는 가볍게 무시하자. 다시는 과일을 모함하지 말 도록!

갈아 먹지 마세요. 그대로 드세요

블렌더로 갈아 먹는 과일주스는 과일이 아니다. 설탕물과 별반 다를 바가 없어진다. 농축과즙에 물을 탄 희석주스는 말할 것도 없고, 생과일을 즉석에서 갈아주더라도 마찬가지다. 액체로 갈아버리는 순간 과일의 식이섬유가 파괴되며 농축과즙이든 천연과즙이든 차이가 없어진다. 같은 값을 주더라도 큐브나 다이스 상태의 과일을 그대로 달라고 주문하는 게 훨씬 건강에 이롭다.

말린 과일은 에너지 밀도가 높아져요!

수분이 빠져나가면서 부피가 확 줄어든 말린 과일은 '에너지 밀도'가 올라가는 효과를 낸다. 곶감, 말린 사과, 프룬Prune(건자두), 건포도, 말린 크렌베리 모두가 이에 해당한다. 견과류와 함께 간식 삼아 자주 먹는 이들이 있지만 다이어트를 위해선 말려야 한다. 과일의 장점은 생과일을 씹어 먹을 때만 발휘한다는 점 명심할 것!

체중 감량에 제일 도움이 되는 과일은 뭔가요?

같은 과일 가운데서도 이왕이면 식이섬유 함량은 높고 포도당 함량이 낮은 과일이 다이어트에 더욱 유리하다. 딸기, 블루베리, 크랜베리 등 '베리류'가 여기에 해당하기 때문에 실컷 먹어도 좋다. 반대로 과당 함량이 낮고 포도당 함량이 높은 포도나 바나나는 많이 먹으면 살찌기 쉽다.

액상과당은 피해야 해요!

과당이 포도당에 비해 안전하다는 말을 듣고 간혹 '고과당 옥수수 시럽High Fructose Corn Syrup'(이하 HFCS)을 과당과 착각하는 사람들이 있으니 주의할 것. 이들은 이름만 과당이지 과일 속의 과당과는 아무 연관이 없다! 옥수수 전분을 가공해 만든 단당류 혼합체인 HFCS는 그냥 설탕물과 다름없다. 참고로 싸구려 탄산음료들의 주원료가 이 HFCS들이다.

아이스크림을 끊지 않고도
다이어트에 성공할 수 있다
VS 없다

요즘 핫한 가로수길에 가면 전 괴로워져요.

이유가 뭐냐고요? 바로 아이스크림 때문이에요.

초콜릿으로 유명한 G, 우유를 그대로 얼린 듯

고소한 S와 P, 토핑이 예술인 R.

곳곳에 숨겨둔 아이스크림 맛집들!

그런데 다이어터인 저에게는 악마의 유혹일 뿐이죠.

사계절 내내 식후땡으로는 최고인 이 아이스크림,

꼭 끊어야만 할까요?

제발 아니라고 해 주세요.

여름이면 우리를 시험에 들게 하는 아이스크림, 이 주제를 말하기 위해서(기계적인 칼로리 계산을 참 싫어하지만) 예외적으로 숫자놀음을 해보겠다.

아이스크림은 이름에서부터 알 수 있듯이 유크림(지방)과 설탕(당분)이 주성분이다. 고칼로리에 고당질, 누가 뭐래도 다이어트에 도움이 안 될 음식이다. 그래서 여름날에 남들 밥 먹고 '식후땡'하는 것을 물끄러미 바라보고만 있는 다이어터들 많을 것이다. 그런 이들에게 '아이스크림은 의외로 칼로리가 낮다'는 이야기를 해주면 어떤 표정을 지을까? 믿기 어렵겠지만 사실이다.

아이스크림 칼로리 차트

죠스바 : 90kcal

바밤바 : 95kcal

스크류바 : 95kcal

요맘때 : 100kcal

호두마루 : 125kcal

더위사냥 : 130kcal

메로나 : 135kcal

비비빅 : 140kcal

옥동자 : 160kcal

누가바 : 160kcal

돼지바 : 190kcal

쿠앤크 : 250kcal

월드콘 : 268kcal

구구콘 : 285kcal

죠스바 세 개 합쳐봐야 햇반 하나 칼로리다

동네 슈퍼에 가면 라벨을 통해 직접 확인해 볼 수 있다.

참고로 표준 사이즈 햇반 한공기(210g)열량이 310kcal이다. (130g짜리 작은 햇반과 300g짜리 큰 햇반은 차이가 있긴 하다) '○○바'계열에서는 100kcal 이하의 제품들도 있고 묵직한 '○○콘'류도 막상 열량만 따지면 공깃밥 하나만 못하다는 결론이 나온다. 아이스크림을 먹고 싶은데 다이어트 때문에 참는다는 분들을 종종 만나게 된다. 이분들께 "죠스바 하나 정도는 그냥 드세요"라고 말해주면 어떤 반응을 보일까? 불신에 가득 찬 눈초리로 바라볼 것이다. 그럴 땐 말없이 햇반 하나를 같이 내밀고 칼로리를 비교해주면 다시 '어… 어??!' 하는 표정이 된다. 대체 왜 이런 일이 벌어지는 걸까?

아이스크림은 의외로 칼로리가 낮다

아이스크림의 제조과정을 보면 답이 나온다. 아이스크림은 재료(주로 유

지방과 설탕의 배합물) 틈에 공기가 들어가
도록 계속해서 젓는 동시에 얼려서 만
든다. 이렇게 형성된 풍부한 공기층
이 아이스크림 특유의 부드러운 식
감을 만든다. 쉽게 말해 '거품'인데
이 과정에서 양이 부풀게 되는 것이
다. 즉 아이스크림은 '부피 대비 칼로리
가 낮은 식품'이다. (질량 대비 칼로리가 낮
은 식품과 혼동하지 말 것!) 뻥튀기하고 비슷한 맥
락이다. 특히 재료비를 아끼기 위해 유지방 함량을 낮춘 시중 제품은 지
방 대신 얼음이 많이 들어가면서 전체 칼로리가 떨어진다.

아이스크림을 먹어도 살이 안 찐다는 소리가 아니다. 단지 아이스크
림이라는 것이 생각하는 것만큼 그렇게 '파괴적인' 녀석은 아니라는 뜻
이다. 파인트로 먹으면 당연히 안 되겠지만 길티 플레져Guilty Pleasure가
필요하다면 빵이나 휘핑크림을 올린 플랫치노Flatccino보다 차라리 아이
스크림이 낫다 이거다.

아무튼 결론. 아이스크림은 의외로 칼로리가 낮다.

씬피자를 먹으면
살이 덜 찐다
VS 더 찐다

독한 다이어트 끝에 원래 몸매를 찾은 저는

이제부터는 아무것이나 먹지 않기로 했습니다.

지금까지 땀 흘리며 고생한 노력이 헛되지 않도록

몸매 유지를 위해 힘쓰겠다고 다짐을 했죠.

사실 다이어트 기간 동안 정말 먹고 싶었던 건

다름아닌 피자였습니다.

하지만 토핑 듬뿍 들어간 피자는 아무래도 좀 걱정이 되고,

그래서 찾은 절충안,

바로 얇은 빵에 야채 토핑을 얹은 '씬피자'입니다.

이 정도는 고생한 제게 포상으로 주기에

괜찮겠죠, 코치 D?

'무지방이 능사는 아니다! 살을 찌우는 진짜 복병은 녹말이다!'라는 사실을 알게 된 사람들은 피자도 새로운 눈으로 바라본다. 치즈나 토핑의 기름기보다 도우Dough와 엣지Egde부분의 밀가루가 더 무서울 수 있다는 뜻이다. 그래서 '아하, 칼로리를 줄이겠다며 무작정 토핑을 빼는 것보다 도우가 얇은 씬피자로 바꾸는 것이 더 효과적이겠네!'라고 생각하기 쉽다. 그런데 과연 그럴까?

대형 피자 프랜차이즈들은 홈페이지에 제품의 영양정보를 제공하고 있다. 피자를 주문할 때 세 가지 종류의 도우 가운데—오리지널, 나폴리, 씬—하나를 선택할 수 있는 도미노 피자를 예로 들어보겠다. 치즈와 토마토 소스 외엔 별다른 토핑이 없어 도우가 피자에서 차지하는 비중

구성품	기준	도우	중량	총중량 (8조각)	열량	단백질	포화지방	나트륨	당류
L	1조각	오리지널	106.1	849.0	285.5	14.1	3.9	382.6	2.2
M	2조각	오리지널	123.8	495.0	244.6	18.7	5.6	500.6	3.7
L	1조각	나폴리	77.8	622.0	207.3	13.9	4.0	265.1	2.5
L	2조각	나폴리	155.5	622.0	414.5	27.8	8.1	530.3	4.9
M	2조각	나폴리	84.3	337.0	253.3	12.8	4.9	307.5	1.7
M	3조각	나폴리	126.4	337.0	380.0	18.2	7.3	461.3	2.5
L	1조각	씬	67.3	538.0	251.2	15.6	7.3	321.7	1.8
L	2조각	씬	134.5	538.0	502.4	31.1	14.6	643.3	3.7
M	2조각	씬	71.3	285.0	266.2	19.0	8.0	360.7	2.0
M	3조각	씬	106.9	285.0	399.2	28.5	12.0	541.1	3.0

단위 – 총중량, 중량, 단백질, 포화지방, 당류 : g / 나트륨 : mg / 열량 : kcal

Chapter 2 영원한 다이어트계의 쌍두마차

이 가장 큰 치즈피자를 생각해보자. 그런데 수치를 확인해봤더니 뭔가 이상하다. 같은 종류, 같은 크기의 오리지널 피자와 씬피자의 영양정보를 비교해 보자. 가장 얇은 씬피자와 가장 두꺼운 오리지널 피자 사이의 열량 차이가 크게 나지 않는다. 게다가 황당한 것이 '포화지방'의 함량은 씬피자가 오리지널보다 되려 높다. 이것은 오리지널 대신 씬을 선택해도 말짱 헛수고가 된다는 뜻이다. 먹으면 살이 덜 찔 줄 알았던 씬피자가 사실은 오리지널보다 더 살찌기 쉽다니 이런 반전은 대체 왜 생기는 걸까?

비밀은 씬도우의 재료와 제작법에 있다. 씬피자 도우의 단면을 보면 얇은 밀가루층이 겹겹이 쌓여 있다는 것을 알 수 있다. 이것은 패스트리 Pastry나 크루아상Croissant을 만들 때 사용되는 '3절 접기 반죽법'으로 상당량의 버터(그러나 대부분의 냉동생지가 그러하듯 마가린으로 대체하기 마련)를 필요로 한다. 밀가루 반죽 안에 큼지막한 버터(라고 쓰고 마가린이라 읽는) 덩어리를 넣고 얇게 두들겨 폈다 접었다를 반복한다. 이 과정을 서너 번 반복하면 밀가루와 버터가 교대로 층을 이루게 된다. 이 반죽을 오븐에 넣어 가열하면 버터가 튀겨지면서 얇고 바삭한 층이 겹겹이 쌓인 과자가 만들어진다. '엄마손 파이' 류의 얇고 바삭한 과자들 역시 이 방식으로 만들어진다. 결국 씬도우는 일반도우에 비해 탄수화물은 적을지 몰라도 포화지방은 더 많이 들어있다. 단가를 줄이기 위해 버터 대신 마가린을 썼다면 보너스로 트랜스지방까지 추가다. 그야말로 도둑을 피해 강도를 만난 격이 된다.

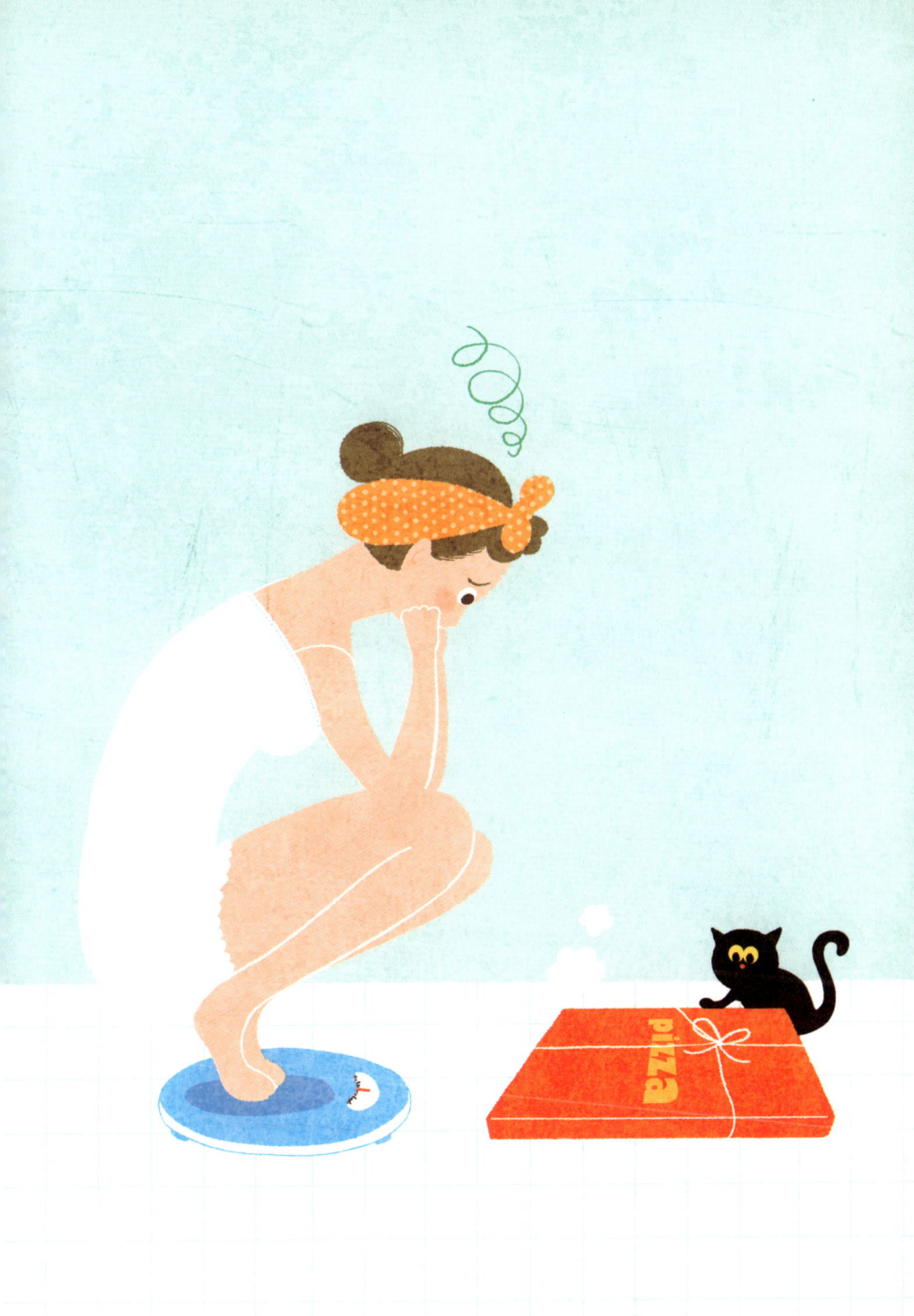

디핑 소스를 찾지 말고 엣지를 버려라!

그래서 살이 덜 찔 거라는 기대를 품고 썬피자를 먹는 것은 그다지 좋은 선택이 아니다. 피자를 먹고는 싶은데 뱃살이 걱정된다면 도미노 피자 기준으로 '나폴리 도우'를 주문해 엣지 부분을 남기는 것이 가장 적절한 선택이다.

피자 도우, 뭘 어떻게 해도 살은 찌게 되어 있다

피자 도우 반죽에 필요한 재료들을 나열해보겠다. 소금, 밀가루, 설탕, 약간의 우유, 베이킹 소다 그리고 식용유다. 사실 국내 어느 업체를 가든지 피자 반죽에 적지 않은 식용유(대부분 대두유나 옥수수유)가 들어간다. 반죽에 윤기를 주고 맛을 부드럽게 하기 때문이다.

식용유가 들어간 반죽을 바닥이 막힌 '팬'에 기름을 두르고 구워내면 바닥이 기름에 지진 빈대떡 마냥 바삭바삭한 팬피자가 나온다. 피자헛의 팬피자 라인업의 메뉴들이 이렇게 만들어진다.

미국에서는 이렇게 기름진 팬피자가 표준으로 자리 잡고 있지만 국내에선 느끼하다는 평이 주를 이루자 대부분의 업체들이 바닥이 뚫린 석쇠(스크린)에 올려놓고 피자를 굽고 있다. 팬피자보다는 기름기가 덜 하지만 그래도 반죽에 적지 않은 양의 식용유가 들어간다는 사실에는 변함이 없다. 결국 시

128

판되는 프랜차이즈 피자를 먹으면 뭘 어떻게 해도 살은 찌게 되어 있다는 결론이다.

집에서 만들어 먹기 쉬운 토르티야 피자

그래도 기름기와 녹말이 풍성한 미국식 도우가 거슬리는가? 그렇다면 지중해식 화덕 피자 전문점에 가는 수밖에 없다. 대안을 찾아보자면 시판 중인 토르티야Tortilla를 구매해 그 위에 토핑을 직접 올려 먹는 법이 있다. 이것은 녹말 섭취량을 획기적으로는 줄일 수 있지만 역시 수입 옥수수가루를 이용한 공산품이라는 점에서 어디까지나 부분적인 차선책일 뿐이다.

그러니 아예 하루 정도 몸에게 몹쓸 짓(?)을 한다는 각오로 스트레스 없이 먹는 것도 일종의 방법이라면 방법이 되겠다! 이왕 먹을 거라면 기분 좋게 먹어라.

뱃살의 주범,
숙변은 있다
VS 없다

얼마 전 수영장을 다녀왔는데요.
팔다리는 말랐어도 배는 볼록 튀어나온,
'초딩 체형' 같은 여자들이 의외로 많더라고요.
서양인들을 보면 가슴이라도 풍만해
상대적으로 배는 덜 부각이 되는데,
이렇게 배만 아기처럼 튀어나온 전형적인 한국 여성들의
몸매는 같은 여자인 제가 봐도 여성미가 떨어지더라고요.
저도 거울을 보고 반성하며 뱃살 빼는 법을 검색했는데
무엇보다 변비나 숙변이 뱃살의 주원인이라며
장청소, 디톡스를 많이들 하더라고요?
하지만 한편으론 현대 의학에선 숙변의 존재 자체를
인정하지 않는다는 말도 있고요.
코치 D, 저 일단 비교적 저렴한 가격인 장청소부터
당장 하고 싶은데……. 한마디 해 주세요!

숙변 宿便은 없다

수많은 건강보조제품, 보조기기 회사들이 숙변 제거를 내세워 마케팅을 하고 있다. 숙변 宿便. 이름 그대로 '잠자는 변'이다. 구불구불한 사람의 장벽에 엉겨 붙는 변 찌꺼기가 있는데, 볼일을 볼 때마다 완전히 배출되지 않고 조금씩 쌓인다. 이런 숙변이 일정량을 넘어서면 독소를 내뿜는다. 이런 독소들이 노화나 만성피로, 비만을 일으키고 더 나아가 암과 같은 불치병의 원인이 되기도 한다고 주장한다. 그래서 정기적으로 뱃속을 비워주는 장청소를 해야 건강을 지킬 수 있고 이때 자신들이 판매하는 제품, 혹은 서비스를 이용하라는 것이다. 솔깃하지만 이 숙변 디톡스의 정체는 어디까지나 '유사과학'에 불과하다.

애초에 존재하지 않는 것을 무슨 수로 제거한단 말인가! 숙변을 내세운 디톡스 마케팅은 한때는 대중적 파급력이 큰 아이템이었지만 지금은 인기 자체가 시들하다. 정기건강검진과 대장내시경이 널리 보급된 것이 결정적인 계기였다. 생중계되는 뱃속의 모습을 맨눈으로 직접 확인해본 사람들이 하나둘 늘어나면서 굳이 의료인이 아니더라도 숙변의 존재에 의문을 표하게 되었다. 눈에 보이지 않는 것을 무슨 수로 믿는다는 말인가.

변은 장벽에 들러 붙어 있을 수 없다. 대장벽은 미끄러운 점막으로 코팅되어 있고 꾸준히 내용물을 밖으로 밀어낸다. 대장내시경 검사를 위해 하루만 금식을 하고 나면 깨끗이 비워져 핑크빛 내벽만 보이는 자신의 장 속을 확인할 수 있다. 변이 뱃속에 평소보다 오래 머무를 수는 있지만 고작 며칠 정도의 일이고 그것은 숙변이 아닌 변비라고 부른다. 내시경 검사와 수술을 하는 수많은 의사들은 '숙변을 본 적이 없다'고 입을 모은다.

식이섬유가 빚어낸 착각

그럼 관장 시 밀려나온 문제의 '내용물'들은 대체 무엇일까? 시중에 떠도는 숙변&관장 건강보조제품들은 크게 두 가지 원리를 가지고 있다. 첫 번째는 삼투압을 활용한 것으로 소금물 관장이 여기에 속한다. 입으로 먹어 대장까지 도달하든 주사기나 관을 이용해 항문으로 직접 주입하든 결과는 같다. (단, 효과는 후자가 즉시 효력을 발생시키고 더 확실하다)

고농도의 용액이 몸 안에 주입되면 초등학교 자연 시간에 배우는 '삼투압의 원리'에 따라 변화가 일어난다. 체액(혈액, 림프액, 땀 등)보다 농도가 높은 소금물이 뱃속에 들어오면 당연히 농도가 높은 쪽으로 수분이 이동한다. 즉 몸의 체액이 장으로 빠져나와 소금물의 농도를 낮추고 불어난 내용물 때문에 대장의 수용 능력이 폭발해 터져 나오게 된다. 이것이 소금물 관장의 원리다. 결국 몸에서 빠져나간 것은 숙변도 아니고 체지방도 아니다. 단지 사우나에서 땀을 뺀 것과 마찬가지로 수분이 빠진 터라 줄어든 체중은 하루 정도 지나면 말끔히 복구된다. 따라서 소금물 관장으로 체중계 바늘이 뒤로 갔다고 좋아할 이유는 없다.

두 번째는 식이섬유가 주원료인 것으로 해조류나 풀을 이용해 만든

'OO환' 형식의 건강보조제품들이다. 변비약 가운데 '부피형성 하제'로 분류되는 것들과 원리가 같다. 왜 식이섬유를 많이 먹으면 변이 잘 나오는 걸까? 인체는 식이섬유를 소화할 수 없기 때문이다. 식이섬유는 식물의 세포벽을 구성하는 셀룰로스 성분인데 이를 소화하기 위해서는 소나 말 같은 초식동물에게 있는 복잡한 내장(소는 위장만 4개다!)과 그 안에 공생하는 발효 미생물들이 필요하다. 소화 기관의 길이가 짧고 장내 미생물 구성도 다른 잡식동물인 인간에게 있어서 풀은 먹어도 제대로 소화할 수 없는 반反영양소에 가깝다. 그래서 식이섬유가 주원료인 건강보조식품을 먹은 후 갑자기 변이 나오는 현상은 '식이섬유가 숙변을 긁어낸 것'이 아니라 먹었던 식이섬유가 소화되지 않고 그대로 배출된 것이다. 여기서 많은 사람들이 착각에 빠지곤 한다. 식이섬유가 수분을 흡수하면 부피가 부풀어 오르기 때문에 먹었던 음식의 양에 비해 배변량이 더 불어난 것 같은 느낌을 받게 된다. 이 때문에 '식사량+@=숙변'이라고 믿고 "OO환을 먹었더니 숙변이 밀려 나왔어요!"라며 혼자 기뻐하는 것이다. 하지만 이제 숙변은 신기루에 불과하다는 사실을 잘 알게 되었으리라 믿는다.

별에서 온 그대, 변비

하지만 이 같은 설명에도 불구하고 많은 이들, 특히 젊은 여성들이 관장과 숙변 제거에 자꾸 관심을 기울이는 이유는 말 못할 '변비' 때문이다. 변비는 누구에게 속 시원히 털어놓기 어려운 부끄러운 문제다. 어렵사리 고민을 털어놓아 봐도 '식이섬유를 많이 섭취하라', '물을 많이 마시라', '규칙적으로 운동하라' 등의 원론적인 답변만 돌아온다. 이 같은 원칙에 충실해도 소식이 없을 때 '눈으로 확인할 수 있는 결과물'을 내놓는 숙변 제거 같은 유사과학에 혹하기 쉽다. 변비는 왜 생기는 걸까, 왜 방법을 알아도 쉽게 사라지지 않는 걸까, 혹시 나만 그런 것은 아닐까?

최근에 발표된 통계 자료를 보면 다행히도(?) 당신은 혼자가 아니다. 국민건강보험공단이 2008~2012년 건강보험 진료비 지급 자료를 분석한 결과 '변비'로 병원을 찾은 사람은 여자가 남자보다 훨씬 많았다. 여자 변비 환자의 수는 남자의 1.4배, 특히 20대 여자 변비 환자의 수는 남자의 4.6배, 30대는 3.8배에 달했다. 재미있는 사실은 나이를 먹을수록 남녀 변비 환자의 비율이 균형을 찾아간다는 것이다. (40대 남녀 비율 1:2.4, 50대 1:1.8, 60대 1:1, 70대 이상 1:1) 변비는 나이 들수록 환자가 늘어나는 노인성 질환에 가까운데 남녀 비율은 오히려 젊을수록 불균형하다. 특히 '원발성 변비'(특별한 원인을 찾을 수 없는 변비) 환자 비중은 젊은 여자들 사이에서 더 높다. 이 무슨 귀신이 곡할 노릇일까?

여자로 태어난 게 억울하다!
– 약에 의존하지 않고 변비에 맞서는 법
지금껏 변비는 그저 습관이 만든 질환으로 여겨졌다. 변비로 고통을 호소하는 여성들에게 생활습관의 잘못만 지적하는 상담이 이어져 왔다.

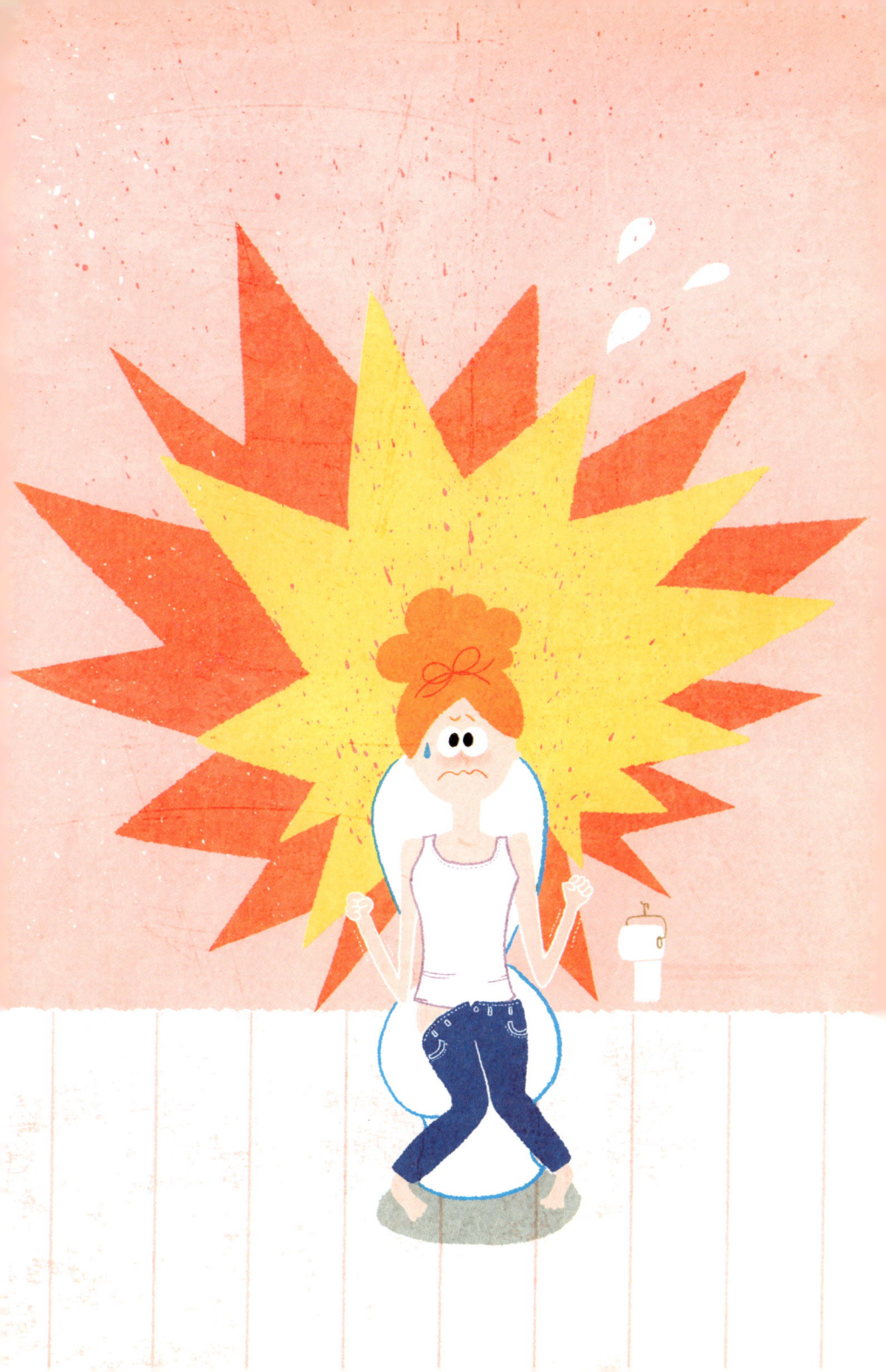

그러나 결국 변비도 남녀의 성호르몬 차이가 만들어낸 선천적 차이라는 사실이 새롭게 주목받고 있다. 에스트로겐(여성호르몬)이 대장의 연동운동을 억제하고 프로게스테론(황체 호르몬)의 분비가 왕성해지는 임신이나 배란기에는 변비가 심해진다. 그래서 나이가 들수록 남성호르몬의 분비가 줄어들고 몸이 여성화되는 남성 변비 환자들의 수는 늘어나고, 폐경기가 다가올수록 여성호르몬의 분비가 줄어드는 여성 변비 환자들의 수는 줄어들어 노인층에 이르면 남녀 성비의 균형을 이루는 것이다! 생리기간에 좋은 점이 하나 있다면 쾌변이라고 말하던 여성들의 회고담은 개인적 착각이 아닌 실제였다. 이쯤 되면 여자로 태어난 것이 억울할 지경이다. 여자라서 선천적으로 남성호르몬 분비량도 적고, 근육량도 부족하고, 자연히 기초대사량도 떨어지고, 살빼기는 어렵고, 정맥압도 낮아 다리도 자주 붓고 심지어 변비까지 다 뭐란 말인가!

남자보다 여자들이 더 변비로 고통 받는 원인은 말해줄 수 있지만 뾰족한 해결책은 없다. 결국 해줄 수 있는 조언은 식이섬유 섭취와 운동으로 유전적인 불리함을 보충하는 것뿐이다. 변비 해소가 아니어도 식이섬유는 우리의 건강에 매우 중요하다. 최근에는 음식의 성분표에 탄수화물, 단백질, 지방, 당류의 함량 외에도 식이섬유 함량을 같이 표기하는 경우가 늘고 있다. 식이섬유는 다른 의미로 말해 소화흡수를 방해하기 때문에 당분이 많은 고칼로리 음식을 먹을 때 혈당이 오르는 속도를 완화하는 브레이크 역할을 한다. 또 앞서 설명했듯이 인체가 소화할 수 없는 섬유질을 소화하느라 장이 억지로 연동운동을 하므로 변이 자주, 잘 그리고 많이 나온다.

 단, 사람들이 잘 모르는 사실 가운데 하나는 식이섬유도 한 종류가 아니라 다시 불용성不溶性(녹지 않는 성질) 식이섬유와 수용성水溶性(물에 녹는 성질) 식이섬유로 나뉜다는 점이다. 당연히 두 가지 종류를 고루 섭취해야 변비 해소에 도움이 된다. 수용성 식이섬유는 주로 과일에 풍부하고 다시마, 미역, 김과 같은 해조류에도 풍부하다. 불용성 식이섬유는 현미나 귀리 같은 통곡물의 껍질 부분, 양배추, 브로콜리 같은 채소류에 많이 들어있다. 한 종류의 식이섬유만 편향적으로 섭취하고 있던 것은 아닌지 점검하고 채소와 과일도 골고루 먹어보자.

 운동은 내장 근육에 가까운 뱃속 깊은 곳의 근육을 꾸준히 사용하자. 요즘엔 '코어Core 트레이닝'이라는 이름으로 필라테스나 G.X.등을 통해 대중적으로 보급되고 있다. 그 밖에 또 하나의 대안은 성장호르몬과 남성호르몬의 분비를 끌어 올리는 것이다. 최대 심박 수의 80%에 가깝게 심박수가 오르는 고강도 운동이나 고중량으로 하는 웨이트 트레이닝은 운동 중은 물론 운동 후에도 신진대사를 촉진하는 남성호르몬과 성장호르몬 분비를 끌어올린다. 이 같은 방법이 약에 의존하지 않고 변비에 맞설 수 있는 가장 합리적인 대안이다.

운동을 많이 하면
얼굴이 커진다
VS 작아진다

안녕하세요? 전 최근에 다이어트를 시작하면서

유산소만 하면 안 된다고 해서

근력 운동까지 박차를 가하고 있답니다.

그런데 아는 사람이 자꾸 겁을 줘요.

운동할 때 얼굴에 힘을 주면 얼굴에도 근육이 생겨

결국 얼굴이 커진다고요.

요즘 이것 때문에 운동할 맛 안 나네요.

결국 운동도 다 예뻐지려고 하는 것 아니겠어요?

그냥 놀리려고 하는 소리겠죠?

뼈도 변할 수 있는 유연한 조직이다

'CD 한 장으로 가릴 수 있는 조막만 한 얼굴'을 꿈꾸는 여성들에겐 결코 흘려들을 수 없는 이야기다. 팔다리가 굵어지는 것처럼 얼굴 근육도 커질 수 있을까? 사실이라면 혹시 다시 줄이는 방법은 없을까? 꼬리를 물고 이어지는 질문에 답하기 위해 몇 가지 '사실'을 알아보자. 우리 몸을 구성하고 있는 조직 가운데 뼈와 근육은 서로 뗄레야 뗄 수 없는 관계를 맺고 있다. 뼈는 일단 성장기가 끝나면 키가 커진다든지 팔이 길어지는 식의 변화는 일어나지 않는다. 여기까지는 사실이다. 그러나 근육과 같은 인체의 연부조직Soft Tissue(뼈나 관절을 둘러싸는 연한 부위)들은 환경 변화에 따른 적응으로 크기나 형태가 변화되기도 한다. 운동을 하면 근육이 두꺼워져 팔다리가 굵어지는 현상이 이 때문이다. 그런데 여기에 맞춰 '뼈도 함께 자란다'는 사실까지는 사람들이 잘 모르고 있다.

뼈도 변할 수 있다. 나이를 먹어감에 따라 골다공증으로 골밀도骨密度와 골량이 줄어드는 위축만 일어나는 것이 아니다. 뼈도 늘어나고 줄어든다. 다른 조직에 비해 딱딱하다는 물리적 특성 때문에 언제나 늘 그 양이 고정되어 있다고 착각하기 쉽지만 골세포도 다른 신체조직과 마찬가지로 쉬지 않고 죽고 다시 만들어지는 중이다. 뼈도 외부조건의 변화에 따라 줄어들기도 하고 늘어나기도 하고 무거워지기도 하고, 굵어지기도 하는 '유연한 조직'이다.

골다공증骨多孔症의 예를 들어보자. 나이를 먹어가고 성장호르몬 분비가 줄어드는 노화가 시작된다. 근육이 위축되고 체중이 빠진다. 그렇다면 강한 골격骨格을 유지할 필요 역시 없어지는 것이다. 그래서 뼈가 변화된 상황에 적응해 스스로 약해지는 것으로 풀이된다. 그렇다면 그 반대로 운동을 하고 자극에 따라 근육이 붙고 체중이 불어나면 이를 견디기 위해 이전보다 더 튼튼한 뼈대가 필요해질 것이다. 근육이 자라나면 인접한 부위의 뼈도 함께 자라난다. 뼈는 자신에게 걸리는 힘이 큰 곳에서는 견고해지거나 두꺼워지지만 부담이 적은 곳에서는 얇고 약해진다. 골격은 타고나지만 타고난 대로 고정되어 있지도 않다. 후천적인 노력으로도 '통뼈'가 될 수 있다는 말이다. 몸은 고정된 물체가 아닌 흐르는 존재, 즉 진동하는 유기체有機體라는 사실을 늘 명심하자.

얼굴 근육은 얼마나 커질까?

그렇다면 처음 질문에 대한 답을 유추한 분들도 벌써 있을 것이다. '얼굴 근육 운동을 많이 하면 머리뼈가 커지면서 대두大頭로 진화할 수도 있겠군!' 그러하다. 사람의 얼굴에도 표정을 짓고 턱을 움직이기 위한 근육들이 존재한다. 얼굴에 무리하게 힘을 주는 '안면顔面 웨이트 트레이닝'을 꾸준히 한다면 얼굴이 커질 수도 있다. 하지만 정작 얼굴이 커지는 이유는 따로 있다. 얼굴에서 차지하는 근육 중에 크기와 역할이 두드러지는 교근咬筋(턱 근육) 때문이다. 누구나 아무리 하기 싫어도 부지불식不知不識(생각하지도 못하고 알지도 못함)간에 해왔고, 앞으로도 죽을 때까지 할 수밖에 없는 교근 운동, 바로 '씹기'(저작咀嚼작용)가 존재한다.

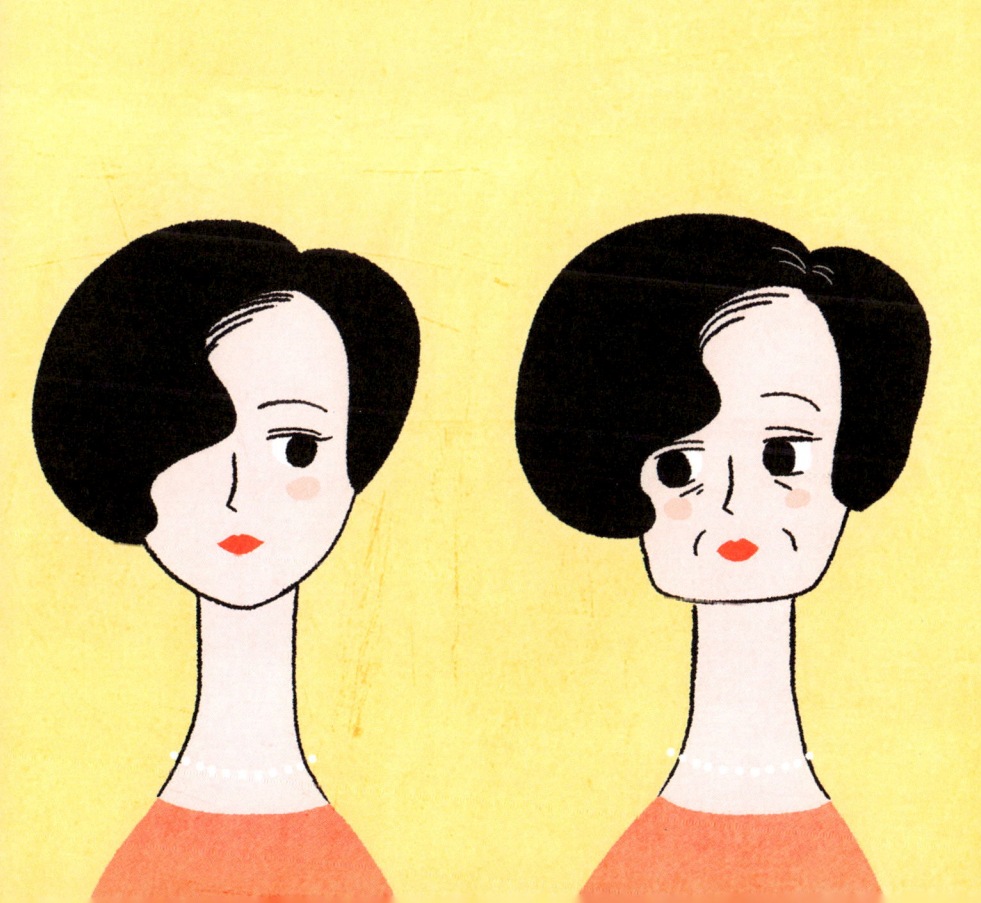

그래서 '난 딱히 운동하지도 않는데 나이를 먹으면서 왠지 모르게 얼굴이 커지는 것 같다'는 사람들이 많다. 이 경우는 착각이 아닌 사실이다. 이렇게 턱이 두꺼워지는 턱돌이, 턱순이가 되어가는 것은 노화의 일종이라 피하기 어렵다. 여기에 추가로 순간적으로 큰 힘을 쓰는 운동선수들은 자기도 모르게 운동 시에 턱에 큰 힘을 준다. 이때 악관절顎關節과 주변 근육들이 자극을 견디기 위해 두껍게 발달한다. 그래서 역도, 보디빌딩, 격투기 선수들은 대부분 아래턱이 남들보다 더 두드러지게 발달해 있는 것을 확인할 수 있다. 결국 답은 '어찌 됐든 나이를 먹어가는 한 당신의 얼굴은 커질 수밖에 없고 순간적으로 큰 힘을 쓰는 운동도 턱을 두껍게 만들 수 있다' 되겠다.

하지만 너무 걱정하지는 말자. 남자에 비해 여자의 턱관절 힘은 상대적으로 약해 당연히 운동선수들 같은 '턱돌이'가 되긴 어렵다. 또한 운동할 때마다 어금니를 꽉 깨물 정도로 턱에 힘을 주는 여성들은 그리 많지 않다. 또 주로 굵어지는 것은 턱이지 머리 전체가 크게 변하는 '대두증大頭症'은 일어나지 않는다. 그러니 근력 운동을 무작정 피하지 말고 적절한 강도를 찾아 실시하기 바란다.

여자 연예인들이 메이크업 전 반드시 운동을 하는 이유

구더기 무서워서 장 못 담을까. 턱이 무서워서 지금 이 순간부터 운동을 멀리할 사람들이 있을까 우려돼 재미있는 사례를 이야기 해보겠다. 여자 연예인들이 체력과 몸매를 관리하기 위해 찾는 PT샵, 체육관들이 밀집한 강남권에는 24시간 대기조 트레이너들이 있다. 스케줄이 빡빡하고 일정이 불규칙한 연예인들의 생활 패턴을 감안하면 당연해 보인다. 새벽 2시건 아침 6시건 상관없이 매니저로부터 '운동할 시간이 생겼다'는 연락이 들어오면 문을 열고 고객을 받는다.

국민 여동생으로 통하는 모 여가수는 스케줄이 끝나면 기어코 운동을 하러 찾아오고 방송, 강연 등지에서 연애 상담 전문가 멋진 언니로 유명한 칼럼니스트도 방송 촬영 스케줄이 있으면 시간대와 상관없이 땀을 빼고 나서 메이크업을 받으러 가는 대표적인 인사다. 철두철미한 자기관리 능력이라고 혀를 내두를 만하다. 그런데 왜 이들이 하필 '촬영 전 메이크업'을 위해서 운동을 할까? 남성에 비해 혈액순환과 신진대사가 부진한 여성들은 몸 곳곳에 부기가 심하다. 특히 스케줄을 시작해야 하는 이른 새벽이나 이른 아침, 자고 일어난 뒤 생기는 얼굴 부기는 최악인 수준인데 이때 운동을 하면 '얼굴 부기가 가라앉는 게 눈으로 보일 정도'라는 게 주변 사람들의 전언이다. 그래서 아는 여자들은 그렇게 기를 쓰고 운동을 하는 것이다. 이처럼 운동해서 얼굴이 커지는 여자들도 있지만 줄어드는 여자들도 있다. 결국 운동은 뗄레야 뗄 수 없는 동반자인 것이다.

잠을 못 자면
살이 빠진다
VS 찐다

야간 교대근무를 해야 하는 직업을 갖고 있습니다.
직장생활을 시작하면서 사람들이
살이 빠졌다는 소리를 자주 하더라고요.
실제로도 체중이 줄긴 줄었고요.
피곤하지만 좋은 점도 있긴 있구나 하면서
내심 좋아하고 있었는데 오늘 회식자리에서
'나도 처음엔 좋아했는데 나중엔 살이 더 찌더라'라는
선배의 말을 듣고 불안해졌습니다.
농담 삼아서 한 말 같기도 한데 자꾸 신경이 쓰여요.
제 미래는 어떻게 되는 걸까요?

스트레스는 양날의 검과 같다!

똑같이 스트레스를 받았는데 누구는 살이 찌고 누구는 반대로 살이 빠졌다? 그저 사람마다 체질이 달라서일까? 열쇠는 스트레스 호르몬 '코르티솔Cortisol'에 있다. 어딘지 모르게 낯익은 이름이라면 학창시절의 경험 때문일 것이다. 고등학교 생물 시간에 '교감 신경 VS 부교감 신경'이 자꾸 헷갈려 외우는 데 어려움을 겪었던 기억을 떠올려보자.

교감신경 : 동공 확장, 혈관 확장, 심박수 증가, 호흡 증가, 소화 억제,
흥분 작용
부교감신경 : 동공 수축, 혈관 수축, 심박수 감소, 호흡 감소, 소화 촉진,
안정 상태

혼동을 막는 암기 팁을 일러주자면 '화장실에서 담배를 피우다 교감 선생님한테 걸렸을 때 활성화되는 신경'이 바로 '교감 신경'이다. 위기순간이 닥치면, 다른 말로 스트레스를 받으면 우리 몸은 맞서 싸우거나 도망치거나 둘 중 하나로 순간적인 결단을 내려야 한다. 어느 방향이 됐든 빨리빨리 움직여야 한다. 이런 전투적인 몸 상태를 만들기 위해 교감 신경계가 흥분하고 신호를 전달 받은 근육과 두뇌가 활성화된다. 코르티솔은 이 신호의 전달체계 안에서 메신저 역할을 한다. 그래서 코르티솔의 다른 이름은 '스트레스 호르몬'이다. 스트레스를 받을 때 몸을 각성覺醒시키는 역할을 하는 호르몬이라는 뜻이다. 그래서 코르티솔의 단기 효과는 '살을 빠지게 한다'이다. 근육 운동과 두뇌 회전을 위한 에너지는

몸에 있는 체지방을 분해해 얻어지기 때문이다. 야근, 상사의 압박, 마감 임박 등의 상황에서 우리 몸은 스트레스를 받고 코르티솔 분비가 높게 유지된다. 더불어 소화기관에 있던 혈액이 근육으로 몰리며 식욕도 떨어진다. 다시 말해 살이 빠진다!

그런데 이 상태가 한 달 내내 이어진다면 어떨까? 미쳐버리고 말 것이다. 일정 수준 이상을 넘어선 만성 스트레스 상황에서는 정 반대의 일들이 벌어진다. 몸에 있는 체지방만으로는 견딜 수 없어 근육까지 분해해 에너지로 쓰기 시작하고 이는 대사량代謝量(기초대사량과 활동 대사량을 합친 에너지의 양)의 감소와 피로로 이어진다. 뇌는 부족한 에너지를 충당하기 위해 외부에서 추가 영양분 공급을 요청한다. 그러면 식욕이 왕성해지고 폭식을 시작한다. 그래서 코르티솔의 장기 효과는 '살찌기 쉬운 환경을 만든다'이다.

따라서 야근이 일주일 정도 계속되면 살이 빠지지만 한 달 내내 계속된다면 살이 찐다. 그러니 잠을 못 자서 살이 빠졌다고 좋아할 이유가 전혀 없다. 일시적인 현상일 뿐이다. 최고의 피로회복제는 잠이라는 사실을 명심 또 명심하길 바란다.

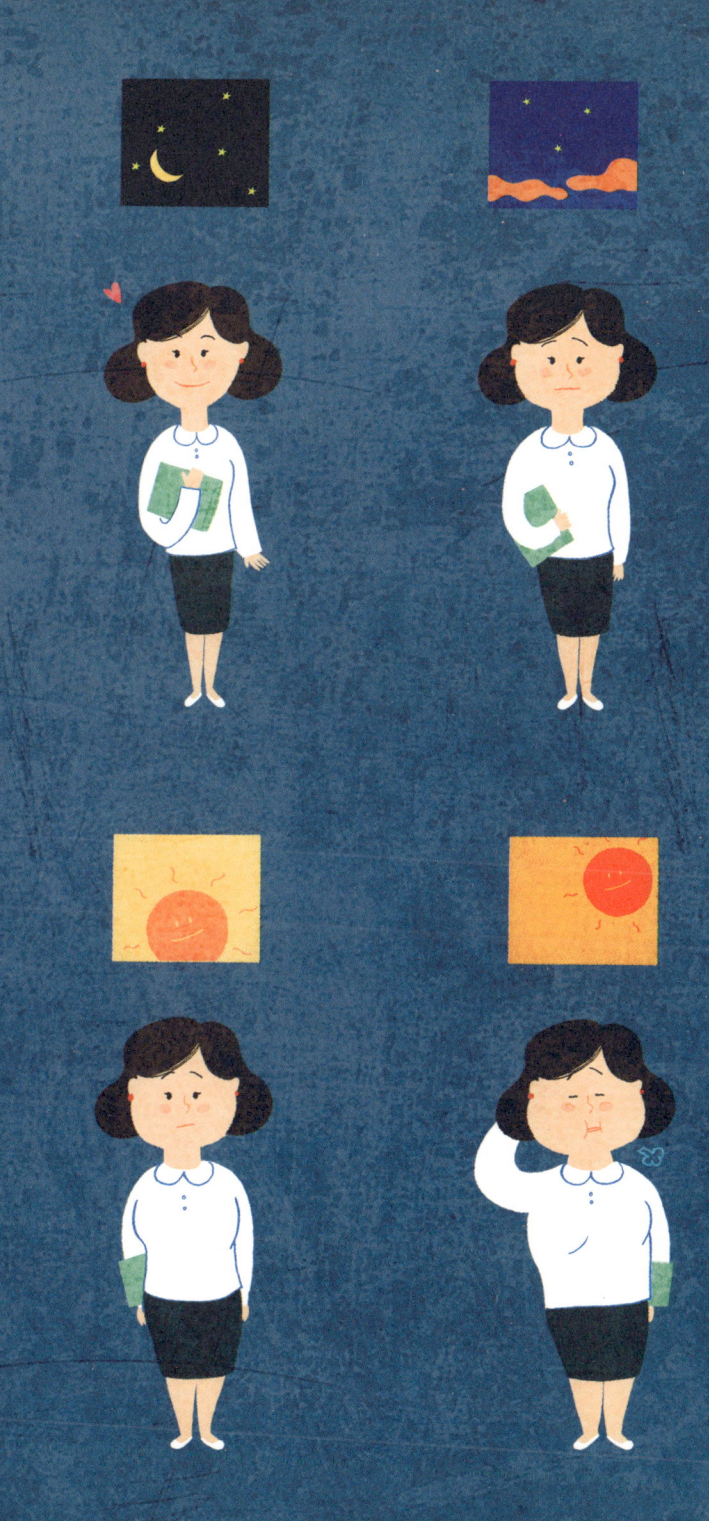

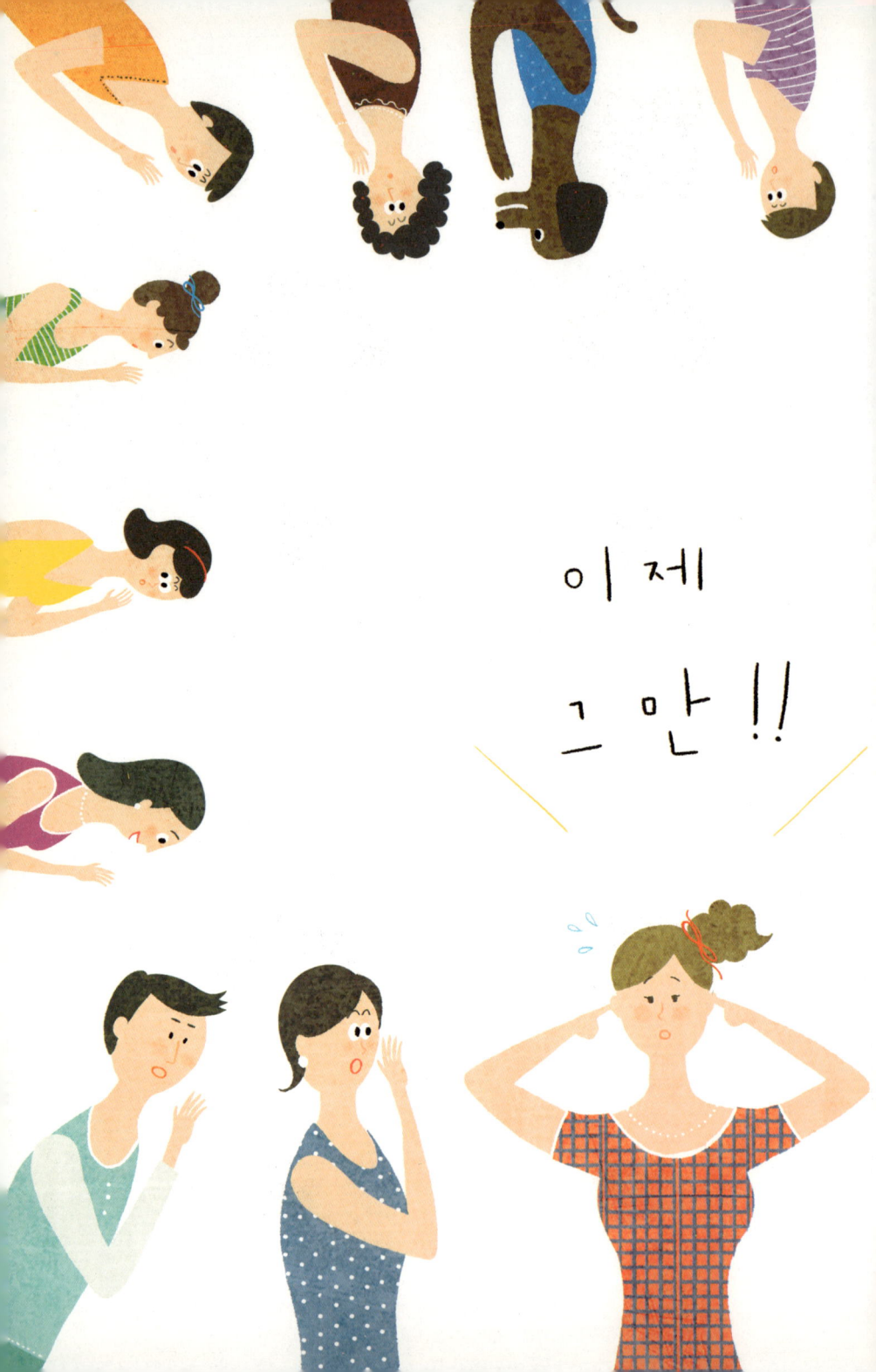

이제

그만!!

독한 다이어터들 사이에
떠도는 썰.썰.썰!

기초대사량의 배신

근육량이 늘어나면
정말 살 안 찌는
체질이 된다?

18th
QUESTION

식이요법과 운동을 병행하며

다이어트를 하고 있는 1인입니다.

체지방이 나가고 근력이 다시 돌아오면서

컨디션은 좋아지고 있는데 기초대사량이 오히려 떨어져서

지금 '멘붕'에 빠졌어요.

근육만 키우면 모든 것이 해결될 줄 알았는데

어찌된 일일까요?

코치 D~! 도와줘요.

'기초대사량'만 믿어 왔는데……

'기초대사량Basal Metabolism'. 다이어트를 시작한 사람들이 누구나 한 번쯤 듣게 되는 마법의 단어다. '근육량을 키워서 기초대사량을 올리면 요요도 예방하고 더 많이 먹어도 살찌지 않는 체질이 된다'는 소리는 다이어터들을 유혹한다. 이런 주장을 하는 '근육 만능주의자'들은 대략 다음과 같은 비유를 내세운다.

'우리 몸에서 근육은 '엔진'이고 체지방은 '연료'다. 근육량이 많을수록 배기량이 커지는 셈이다. 따라서 근육을 많이 키워놓으면 몸이 소형차에서 중형차로 업그레이드된다. 배기량이 늘어났으니 공회전(기계가 헛도는 일)만 시켜도 연료(체지방) 소모가 늘어난다. 따라서 근육량은 늘리고 지방량은 줄일수록 많이 먹어도 찌지 않고 가만히 있어도 빠지는 체질이 된다'

솔깃한 이야기다. 기름기 없고 근육이 도드라지는 보기 좋은 몸매를 만들어놓으면 마음껏 먹고 마셔도 살이 안 찐다니 일석이조가 아닌가! 하지만 과연 그럴까?

체성분 분석기의 배신

체성분 분석기로 기초대사량이 1,950kcal 정도 나오는 남자가 한 명 있다고 치자. 체지방률은 얼추 18% 정도 나왔고 발달점수는 80점대 후반, 상태는 '근육형 과체중'으로 나왔다. 1,950kcal……. 상당히 높은 수치지만 뭔가 아쉽다. 근육량을 조금만 더 올려 기초대사량 2,000kcal를 달성하겠다는 원대한 목표를 세운다. 기초대사량을 위해 근육량은 늘리고, 불필요한 체지방은 태운다! 사내는 약 한 달간 열심히 식이조절을 하고 운동을 꼬박꼬박 하면서 몸매를 다듬었다. 지방이 빠졌으니 멋진 근육이 더욱 도드라졌다. 주변에서 몸매를 칭찬하는 소리에 어깨가 으쓱 올라가는 날도 많아졌다. 근육량은 유지하면서 체지방을 태워 체중은 약 2kg 가까이 줄어들었고 체지방률은 15% 아래로 떨어졌다. 자. 그리고 대망의 체성분 분석기. 그 결과는 몸매가 좋아졌고 근손실도 없었는데 아뿔싸, 오히려 기초대사량은 줄어들고 말았다?!

근육량의 비중은 의외로 미미하다!

대중들의 상식과 달리 근육량 증가로 인한 기초대사량 증가 폭은 의외로 미미하다. 게다가 살을 빼다 보면 오히려 기초대사량이 감소되는 현상을 겪을 수도 있다. 근육 1kg이 24시간 동안 소비하는 칼로리는 측정 기관에 따라 다르지만 '10kcal 이상 20kcal 이하'로 본다. 인바디로 대표되는 '전류저항 측정기계'들은 회사마다 다른 알고리즘Algorithm을 채용하는데 대략 근육 1kg 당 15kcal를 배정配定(몫을 나누어 정함)하는 것으로 본다. 어떤 경우엔 근육량 10kg을 늘려도 기초대사량은 최대 200kcal 정도 밖에 늘어나지 않고 야속한 기계는 130~150kcal만 늘었다고 표기하기도 한다. 200kcal는 '햇반 한 공기'만도 못한 수치이다. 반대로 근육은 단 1kg만 늘리는 데에도 엄청난 시간과 노력이 필요하다. 가장 근육이 잘 붙는 20대 성인 남성이 규칙적인 운동과 엄격한 식이조

절을 했을 때 한 달에 1kg 정도의 근육이 붙
는다.

즉 1년 내내 운동선수처럼 운동하고 철저
히 자기관리를 해야 간신히 10kg 정도의 근
육을 얻을 수 있다는 말이다. 그런데 그 결과
는 고작 '하루에 밥 한 공기를 더 먹을 수 있
을 정도'의 기초대사량 증가라는 것이다. 근
육 운동을 열심히 해서 기초대사량만 올리면
파스타도 먹고, 삼겹살도 먹고, 아이스크림도
먹고 요요 없는 체질로 환골탈태換骨奪胎 할
수 있을 것 같았는데 결과는 생각만큼 장밋
빛이 아니었다.

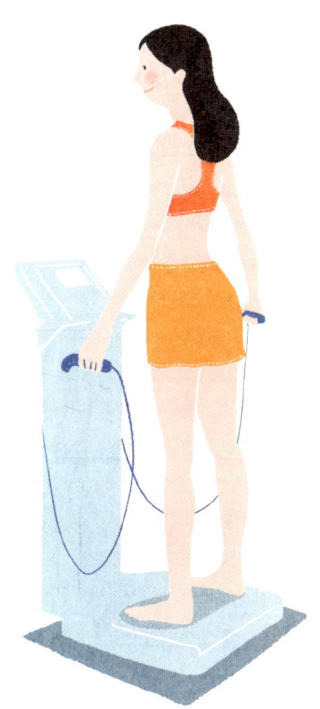

지방세포도 그냥 노는 건 아니다

또 하나 정말 많은 사람들이 간과하고 있는 사실! 기초대사량은 근육량
에 의해서만 결정되지도 않는다. 우리가 잉여剩餘라고 여겨왔던 '지방세
포'도 발열 반응을 통해 조금씩 에너지를 소모한다! 지방세포 1kg은 근
육에 비해 적은 양이긴 하지만 대략 하루에 4kcal정도의 에너지를 소모
한다. 그래서 근육량을 유지하면서 체지방만 태워 없애면 기초대사량이
오르는 게 아니라 오히려 줄어들게 된다. 몸매는 훨씬 좋아졌는데 기초
대사량이 떨어진 것으로 표기되는 이유가 바로 이 때문이다. 근육량을

유지하면서 체지방률이 떨어졌으니 줄어진 지방세포의 몫만큼 기초대사량이 줄어든 것이다. 그래서 고도비만 환자들은 다이어트에 성공하면 기초대사량은 오히려 살빼기 전보다 줄어든다. 근력 운동을 열심히 해서 근육량을 보존해도(대부분의 고도비만 환자들은 근육량도 평균값 이상이기 마련) 줄어들게 된다. 체지방을 5kg 정도 태워 없애고 근육량은 1kg 정도 늘려서 몸매도 좋아지고 컨디션도 가뿐해졌는데 그래도 기초대사량은 줄어든다. 근육량 1kg에 따른 증가량 15kcal, 체지방 5kg에 따른 감소량 20kcal, 총량 -5kcal……. 이런 결론이 나오는 것이다.

그렇게 믿었던 근육도 백기사는 아니었다

힘들게 근육 운동하고 식이조절해서 근육량을 키워놓아도 기초대사량이 오르지 않는다니……. 그럴 거면 그냥 안 빼고 많이 먹고 평생 이렇게 사는 것이 남는 장사 아닐까? 라는 회의론에 빠질 만도 하다. 그래서 기계적인 칼로리 계산이 무섭다는 것이다. 현상을 있는 그대로 반영하지도 못하고 괜히 사람을 피곤하게 만드는 데다 꿈도 희망도 앗아가기 때문이다. 근육을 키워봤자 기초대사량은 밥 한 공기 정도도 안 오르고 오히려 살 빼고 난 뒤 그 몸매를 유지하려면 전보다 더 조금씩 먹어야 한다니……. '운동 무용론' 혹은 '근육 무용론'이 대두擡頭해도 전혀 이상할 것이 없는 상황이다. 그러나 운동이 가져다주는 이점은 단순히 기계에 입력된 알고리즘 '1kg 당 13kcal' 그 이상이라는 것을 명심하라. 분명 운동을 하는 사람들의 식사량엔 단순히 기초대사량 이상의 보너스 점수가 존재한다. 이것은 은퇴 후 식습관을 바꾸지 않는 운동선수들이 '급격하게' 살이 찌는 현상을 통해서 어느 정도 짐작할 수도 있는 사실이다. 대체 기초대사량은 어느 지점에서 무엇을 놓치고 있는 걸까?

은퇴한 운동선수의 우울

은퇴한 운동선수들은 십중팔구 급격하게 살이 찐다. 특별히 식사량을 늘리지 않았어도 살이 찐다. 많은 이들이 말하는 '근육량 증가에 따른 기초대사량 증가'가 사실이라면 좀처럼 있을 수 없는 일이다. 근육량에 따라 기초대사량 증가를 과신過信(지나치게 믿다)하고 평면적인 칼로리 계산을 반복해 온 사람들은 대체 무엇을 놓치고 있는 걸까?

1. 운동대사량의 '기하급수적' 증가

근육량이 늘어나면 기초대사량은 산술급수적(증가 폭이 일정)으로 늘어난다. 그러나 활동대사량은 기하급수적(증가 폭이 또 증가)으로 늘어난다. 식이조절이나 운동 프로그램을 비슷하게 설정해도, 여자보다 남자의 다이어트가 쉬운 이유가 이와 일맥상통一脈相通한다. 비슷한 체형, 체중이라도 여성보다 근육량이 많은 남성이 더 많은 에너지를 소모한다. 즉, 살이 더 쉽게 잘 빠진다. 불어난 근육을 가지고 가만히 있을 때 기초대사량에선 큰 차이가 없다. 그러나 움직일 때 진짜 보너스 점수가 생기는 셈이다.

2. 훈련 방법에 따른 근질의 개선

'백색지방'과 '갈색지방' 이야기를 들어봤을 것이다. 갈색지방은 성장기에 주로 존재하며 발열 반응과 에너지 소비에 적극적으로 활용된다. 그러나 성인이 된 후 갈색지방은 점차 줄어들고 일종의 에너지 창고인 백색지방 비율이 늘어난다. 두 지방세포 사이의 차이는 미토콘드리아Mitochondria (세포 내에서 에너지 발생을 담당하는 소기관이라기보다 기생체) 분포에 있다. 갈색지방은 미토콘드리아가 많이 분포해 짙은 색을 띈다. 지방이라고 모두 같은 지방이 아닌 것이다. 그것은 근육도 마찬가지다. 근육이라고 모두 같은 근육이 아니다.

다소 오해의 소지가 있는 표현이지만 훈련 방법에 따라서 '근질 Sarcoplast'(근의 형질) 자체가 변한다. '잘 훈련된' 근육은 같은 양이라도 더 많은 에너지를 소모한다. 꾸준히 고강도 훈련에 노출된 근육은 훈련되지 않는 근육에 비해 모세혈관과 미토콘드리아 분포도가 최대 2배까지 증가한다. 혈액과 산소를 원활히 공급받고 더 많은 에너지를 끌어쓰기 위한 적응의 결과다. 단순히 근매스(근육 덩어리)만 불려 놓은 것과 스포츠 활동으로 근육을 단련시킨 것 사이의 대사율 차이는 상당히 크다.

3. 생명이 있는 것은 모두 진동한다

우리 몸은 정지해 있는 것처럼 보이지만 내가 키보드를 두들기고 당신이 마우스 휠을 돌리는 이 순간에도 소리 없이 허물었다 다시 쌓는 과정을 반복 중이다. 체지방도 콜레스테롤도 근육도 뼈도 마찬가지다. 변화가 없어 보이는 것은 사실 소모량과 재합성량이 '평형'을 이루었기 때문이다. 이제 재합성이 소모량을 초과하면 '성장', 재합성이 소모량에 못 미치면 '감퇴'가 일어난다. 이 때문에 근육 운동은 단순한 근육량 증가 이상의 대사 촉진 효과를 가진다. 근육이 굵어지는 과정이란 '피로 → 손상 → 재구성'을 의미한다. 인위적으로 허물고 다시 짓는 과정에서 추가적인 에너지 소모가 일어나는 것이다. 바꿔 말하면 신진대사가 촉진된다.

4. 대사 방향 자체의 변화

운동 방법에 따라 신진대사의 방향 자체가 변할 수 있다. 지속적이고 격렬한 스포츠 활동에 노출된 사람들의 몸은 휴식 중에도 지방을 끌어다 쓰는 비율이 올라간다. 체지방 축적이 줄어드는 것이다.

근육이 아니라 움직임이 신진대사를 결정한다!

체성분 분석기로 구한 '기초대사량'과 실제 현상 사이의 괴리는 바로 이런 변수들을 고려하지 않았기 때문에 벌어진다. 은퇴한 운동선수들이 은퇴 전 식사량을 유지하면 급격히 살이 찌는 이유도 이해가 된다. 그리고 이를 이용하면 진짜 '기초대사량'을 올리는 방법도 알 수 있게 된다.

기초대사량에 결정적 영향을 미치는 위의 네 가지 요소를 모두 관통하는 공통점은 '근육이 아니라 움직임'에 있다. 고강도 운동을 그것도 꾸준히 할 때 얻을 수 있는 신진대사의 변화다. 이를 생각하지 않고 단순히 근육량에 집착하는 행위는 일종의 배물애拜物愛, Fetishism와 다름없다.

웨이트 트레이닝은 움직임(스포츠)을 위한 일종의 기초공사지 본말本末(처음과 끝)이 전도되어선 안 된다. 관건은 움직임이다. 형태(근육)가 아니라 기능(움직임)이 당신의 신진대사를 결정한다. 헬스장 죽순이Gym Rat가 되지 말고 필드Field(야외 경기를 위한 경기장)로 나가라. 움직이기 시작하면 그 순간의 운동대사량 뿐만 아니라 기초대사량 자체가 늘어난 효과를 볼 것이다. 실제 근육량이 증가하지 않았어도 말이다. 이 같은 사실을 알았다면 더는 기계가 뱉어내는 '기초대사량'이나 발달점수에 신경 쓰지 않게 될 것이다. 우리에게 왜 '동動물'이라는 이름이 붙었는지 곱씹어 생각해 보자. '근육만 한 번 붙으면 그 뒤로는 만사형통'이라는 발상은 꿈꾸는 식물에게나 어울릴 법한 일이다. 앉아서 문제를 해결하려 하지 말고 지금 여기 잠들어 있는 당신의 몸을 깨워 움직이자.

기계를 필요 이상으로 신뢰하고 계시는 분들을 위해

보건소, 학교, 헬스장 전국 각지에서 '무료 체성분 분석 상담'이라며 광고하는 '생체저항
분석기'의 원리는 이러하다. 기기와 접촉하면 느끼지 못할 정도로 미세한 전류가 몸 안을
타고 흐른다. 몸을 이루는 체성분들은 저마다 저항값을 가지고 있다. 수분과 전해질이 풍
부한 근육은 저항값이 작고(전기가 잘 흐르고), 절연체에 가까운 지방은 저항값이 높다(전
기가 잘 흐르지 않는다). 따라서 몸에 '비계'가 두툼하게 낀 사람은 전류가 잘 흐르지 않는
다. 전류가 잘 흐르는 사람은 근육질, 전류가 잘 흐르지 않는 사람은 지방질 이렇게 구분
한다.

그런데 문제는 이 기기의 '타당도'가 좀 석연치 않은 데 있다. '제멋대로'라고 생각해도 좋
다. 전기 저항법 자체가 덱사나 MRI는 물론 겸자 실측법Fat Calliper Test에 비해서도 오차
가 크다. 게다가 제조사마다 내장된 알고리즘에 차이가 있어서 규격 통일도 되어 있지
않다. 그래서 헬스장에서 25%라던 체지방률이 보건소에선 30%라고도 하고 단식원에선
33%로 나올 수도 있는 것이다. 그런데도 이 기기가 방방곡곡 활약하는 이유는 오로지 '경
제성'과 '편리성' 때문이다. MRI 한 번 찍을 돈이면 기계를 살 수도 있는데 업장은 물론이
고 가정에도 보급되는 추세다.

이런 '평범한' 검사를 대단한 행사인양 광고하는 이들은 물론 그 결과에 일희일비하는 사
람들 역시 안타깝기는 마찬가지다. 그렇다면 우리는 어떻게 해야 할까?

정확한 체지방률을 알기 위해 종합병원이나 영상의학과를 찾아가 수십만 원을 지불해야
할까? 아니면 겸자 측정법을 아는 전문가를 찾아 나서야 할까? 굳이 그럴 필요는 없다.
기기의 특성을 잘 알고 이를 활용하면 충분하다. 다행히도 이 전기저항법은 '신뢰도' 하나
는 제법 쓸 만하기 때문이다. 정답에서 빗겨난 값일지라도 조건이 같다면 매번 일정한 결
과를 뽑아낸다. 그러니 이 전기저항 기계로 한두 번 측정해 나온 결과에 일희일비하지 말
고 꾸준히 일정주기로 측정된 결과를 비교하면서 '내 몸의 변화 양상'을 확인하는 데 사
용하면 된다. '지난달에 비해서 체지방이 줄었구나, 좋은 징조다' 하는 자기 점검의 기구
로 전기저항 측정법은 부족함이 없다. 덧붙여 신뢰도를 높이기 위해선 매번 측정 때마다
같은 조건(운동 전인지, 후인지, 식전 인지, 후인지)에서 검사하는 것을 잊지 말자.

허벅지 살,
안녕. 바이.
짜이찌엔~

19th
QUESTION

전 딱히 다이어트가 필요한 체형은 아닌데 어렸을 때부터
'저주받은 하체'라고 놀림 받을 정도로
하체 비만이 콤플렉스입니다.
중·고등학교 때 친구들이 다 교복 치마를 짧게 줄여
입을 때에도 전 펑퍼짐하고 긴 길이를 고수했을 정도니
대충 짐작이 가시나요?
특히 허벅지 안쪽 살이 제일 거슬려요.
이 허벅지 살 빼주는 운동법 어디 없나요?

스팟 리덕션Spot Reduction, 특정 부위만 빼준다고?

불타는 허벅지 운동, 기아 팔뚝 운동, 뱃살 분해 댄스……. 요즘 유행하는 운동법들의 이름이다. 공통적으로 몸의 특정 부위의 이름이 들어간다. 해당 부위의 군살만 '타겟팅' 해서 빼주는 운동법이라서 이런 이름이 붙었다는데 과연 실효성은 있을까? 결론부터 말하자면 어림없다. 해당 부위의 운동을 하면 그 부위의 체지방이 먼저 빠진다는 스팟 리덕션Spot Reduction은 일종의 미신에 불과하다. 오히려 부위별 운동법은 사이즈를 줄이려던 부위를 더 굵게 만드는 최악의 선택이 되기 쉽다. 남자들은 우람한 팔뚝을 만들기 위해 팔운동을 한다. 팔을 많이 쓰면 더 굵어지는 게 당연한 수순이다. 그런데 마찬가지로 팔운동을 하면서 팔뚝이 가늘어지길 바란다면 당연한 논리적 모순이 아닌가.

부위별 살빼기 운동은 존재하지 않는다. 의료 시술행위들(카데터 지방흡입, PPC 주사, 카복시 주사)을 제외하면 부위별 맞춤 살빼기 방법은 없다. 운동을 하면 살이 빠지는 현상은 지방세포가 품고 있던 지방을 분해해서 에너지로 사용하면서 나타난다. 이때 중요한 것은 지방세포 자체가 파괴되는 것이 아니라 세포의 크기만 줄어든다는 사실이다. 운동 부위가 화끈거리고 열이 나니까 가까운 부위의 체지방을 더 태우는 것이 아닐까 믿는 것은 막연한 기대이다. 피하지방은 마치 커다란 물주머니처럼 몸 전체를 감싸고 있는데 몸은 여기저기서 동시다발적으로 에너지를 끌어온다. 따라서 해당 부위 운동을 한다고 그 부위의 살만 쏙 빠지는 일은 일이니지 않는다. 명심하자. 테니스 선수는 팔이 굵어지고, 경륜

(자전거) 경기 선수는 허벅지가 두꺼워지고, 수영 선수는 어깨가 넓어진다. 불타는 허벅지 운동을 열심히 하면 당연히 허벅지가 굵어진다. 부위별 살 빼기는 특정 부위의 지방세포를 파괴(혹은 제거)하는 의료 시술밖에는 답이 없다!

먼저 빠지는 부위, 끝까지 버티는 부위

꿈의 운동법 스팟 리덕션은 없다. 만약 그런 운동법이 존재했다면 성형외과들은 진작에 간판을 내렸을 것이다. 하지만 사람들이 끝까지 이것이 존재한다고 믿는 것은 부위별 살 빠지는 순서가 달라서 나타난 현상을 오해해서다. '찔 때는 필요 없는 부분(뱃살)부터 찌는데 빠질 땐 남았으면 하는 부분(가슴)부터 빠지더라'라는 농담이 도는 것을 보면 다들 어렴풋이 느끼고 있었을 것이다. 운동과 식이조절을 해도 유독 먼저 빠지는 부위가 있고 끝까지 버티는 부위가 있다.

왜 이런 현상이 일어나는 것일까? 성호르몬 분비에 따른 남녀 차, 연령에 따른 노화, 경우에는 인종적 특성까지 겹쳐져 선천적으로 정해지는 영역이다. 일반적으로 살이 빠지는 순서는 얼굴 → 뱃살 → 팔다리 순서로 진행된다. 다이어트 초기, 볼살은 안 빠졌으면 좋을 텐데 얼굴부터 빠지기 시작한다. 목표로 삼았던 팔뚝살은 여전한데 여기저기서 '너 얼굴 많이 상했다'는 소리가 들려와 속이 상한다. 그래도 허리사이즈도 같이 줄어들고 있어 동기부여가 된다. 그러나 시간이 흘러도 팔뚝은 도통 소식이 없다. 이 같은 부위별 살빠지는 순서의 큰 원인은 내장지방과 체지방의 분해 속도의 차이에 있다. 이제는 건강 상식이 되었지만 간단히 알아보고 가자. 사람 몸에 쌓이는 지방은 축적 부위에 따라 크게 세 가지로 나뉜다.

먼저 내장지방Visceral Fat, 곱창집 대창 구이에 붙어 나오는 쇠기름을 생각하면 된다. 이름과 모양 때문에 내장 벽 속에 붙어있는 것으로 착각하기 쉽지만 내장 바깥쪽 장간막腸間膜에 축적되는 기름이다. 대창은 내장을 뒤집어 여기에 붙어 있던 기름을 안으로 밀어 넣기 때문에 우리가 알던 모양이 나오는 것이다. 내장지방은 단순히 배를 나오게 하는 것에 그치지 않고 일종의 내분비샘으로 작용해 비만, 당뇨, 고지혈증 등을 악화시키는 주범으로 지목되고 있다.

피하지방Subcutaneous Fat은 피부의 진피층 아래, 근육층 위에 쌓이는 체지방이다. 돼지 앞다리 살을 보면 돼지 껍데기가 붙은 두툼한 지방질이 살코기 위에 층을 이루고 있는 것을 볼 수 있다. 이것이 이름 그대로 피부 밑의 지방, 피하지방이다. 피하지방은 단순한 에너지 저장소에 그치는 것이 아니라 외부의 환경변화에 적응하기 위한 완충·단열재 역할도 겸한다. 지방 분해 시술은 바로 이 부위에 쌓인 지방을 빼내는 것이다.

그러나 이게 다가 아니다. 둘보다 존재는 덜 알려졌지만 누구 못지않게 중요한 제3의 지방, 근내지방Intramuscular Fat이 남아있다. 근육 결 사이에 박혀있는 지방으로 1++(투쁠)한우의 '마블링'이 바로 이것이다.

원래 근내지방은 육안으로 확인되지 않을 정도의 미량微量(아주 적은 양)
만 근육 내부에 존재한다. 그러나 고도비만이나 대사증후군 환자, 노인
들의 경우 점차 그 양이 늘어난다. 이 같은 상태가 심화하면 근육 사이에
지방이 들어차 근육질이 아닌데 팔다리가 굵어지는 경우까지 생긴다.
이 정도 수준까지 근내지방이 쌓이면 당연히 건강에도 적신호가 켜진
다. 사실 많이 쌓이면 내장지방보다 더 건강에 위험한 것이 바로 이 근
내지방이다.

피하지방은 제일 마지막에 빠진다

다이어트를 시작하면 이 셋 중에 무엇부터 빠질까? 시작은 내장지방이
다. 몸의 화학 공장인 간과 혈관으로 연결된 내장지방이 빠르게 에너지
로 전환된다. 이 때문에 다이어트를 시작하면 아랫배에 손으로 잡히는

TIP

근내지방은 운동 이외에는 답이 없다

같은 조건이라도 남자에 비해 여자는 내장지방이 덜 쌓이고 체지방과 근내지방이 더 쌓이
는 경향을 보인다. 근내지방은 운동 이외에는 마땅한 제거법이 없다. 굵은 내 다리가 순수
하게 근육 덩어리가 아니라 근육 사이에 박힌 '마블링' 때문일 수도 있다는 것. 따라서 여
성의 다이어트에 있어 운동의 역할은 절대적이다. 그러다 폐경기가 오면 남자들처럼 여성
들도 내장지방량이 늘어나면서 하체 비만(체지방이 많은 비만, 서양형 몸매)이던 여자도
중심성 비만(내장지방형 비만, 사과형 몸매)으로 변하게 된다. 나이가 들수록 운동의 중요
성은 높아져만 간다는 말이다.

처진 살(복부의 피하지방)은 그대로 있는데 허리둘레 자체는 줄어든다. 그보다 깊은 뱃속에 깔린 내장지방이 줄어들기 시작해서다. 근내지방의 경우 운동 없이 식단조절만으로는 빠지지 않는 특성이 있어 반드시 운동을 병행해야만 뺄 수 있다. 이 둘은 식이조절과 운동을 병행하는 다이어트 초기에 비교적 쉽게 빠지는 지방이다. 따라서 초기에 가장 극적으로 줄어드는 곳은 역시나 허리둘레다. 그리고 나서 우리가 '처진 살'이라고 부르는 피하지방이 빠지기 시작한다. 단, 얼굴 살의 경우 피하지방이지만 유달리 빨리, 많이 빠지는 것처럼 보이는 이유는 얼굴이 인체에서 단위 면적당 미세 혈관이 가장 많이 발달한 부위라서 지방 분해가 왕성하고 피하지방층의 두께 자체도 팔다리에 비해 얇다 보니 조금만 빠져도 두드러지게 보이는 것이다. 그래서 얼굴에서 뱃살 순으로 빠지고 나서 드디어 팔다리에 위치한 피하지방의 순서가 다가온다. 따라서 2~3개월의 단기 다이어트로는 이 부위의 획기적인 사이즈 변화를 기대하기 어렵다. 특히 엉덩이와 허벅지의 경우 지방만큼이나 근육도 많은 부위라서 지방이 빠져나가도 근육의 부피 때문에 쉽게 티가 나지 않는다. 하체 비만 탈출은 그럼 불가능하다는 말일까? 우리에겐 아직 희망이 있다. 기본적으로 인체의 체지방 연소 속도는 근육의 생성 속도보다 빠르기 때문이다!

숨막히는 뒤태를 위하여 – 꿀벅지 사수 작전

스스로를 하체 비만이라 여기는 여성들의 '니즈'는 크게 두 가지로 요약

된다. 바로 탄력과 사이즈. 탄력은 붙이고 사이즈 변화는 최소화(내지는 오히려 축소)를 원한다. 하지만 탄력은 결국 근육으로 인해서 만들어지는 것이고 근육량의 변화는 사이즈 변화를 가져오기 때문에 '탄력은 늘리고 다리는 더 가늘게'라는 접근은 기본적으로 모순이다. 하지만 앞서 지적한 대로 '체지방 연소 속도에 비해 근육의 생성 속도는 느리기 때문에' 몸매관리를 시작한 초기엔 식이조절에 조금 더 방점을 두고 간단한 달리기나 맨몸운동 정도만 해줘도 허벅지 둘레의 절댓값 자체가 줄어든다. 이런 식으로 여자기준 20% 선 근처로 체지방률을 맞추면 새로운 전기轉機를 맞이한다. 빠질 지방은 다 빠져 이제 줄어들 허벅지는 없다. 착실히 해온 근육 운동 때문에 이제 서서히 허벅지 둘레가 늘어날 수도 있다. 예전엔 허리둘레가 작아서 버리던 청바지를 이젠 허벅지 둘레가 작아서 버리게 된다. 근력 운동은 하되 사이즈 업을 최소화해야 대중들이 생각하는 '셰이프 업'에 가까워진다. 어떻게? 바로 허벅지 뒤를 집중적으로 노린다!

그렇다면 어떤 운동이 '허벅지 뒤쪽'을 자극하는 걸까?

'불타는 허벅지' 같은 운동은 무릎을 접었다 펴는 운동으로 무릎 앞쪽과 허벅지 바깥쪽, 앞쪽을 자극하며 힘의 작용 방향이 '수직'이다. 그러나 허벅지 뒤편의 근육들은 무릎을 접을 때 자극되며 달리기에서 지면을 박차는 순간이나 케틀벨 스윙을 하기 위해 고관절과 무릎이 동시에 접히는 순간에 크게 쓰게 된다. 힘의 이동방향이 '수직'이 아닌 '수평'이 되는 운동들을 찾아야 허벅지만 굵어지는 불상사를 최대한 예방할 수 있다.

- 부위별 살빼기 운동은 상술이다. 절실하다면 성형외과를 찾아라
- 부위별로 살빠지는 순서는 차이가 있다. 그 중 다릿살은 가장 마지막에 빠진다
- 체지방 분해 속도는 근육의 생성 속도 보다 빠르다
- 단, 조급하게 부위별 운동만 고집하다간 오히려 다리가 굵어지기 쉽다
- 다리가 굵어지는 것을 최소화하려면 허벅지 앞보다 뒤편을 더 많이 운동시키자

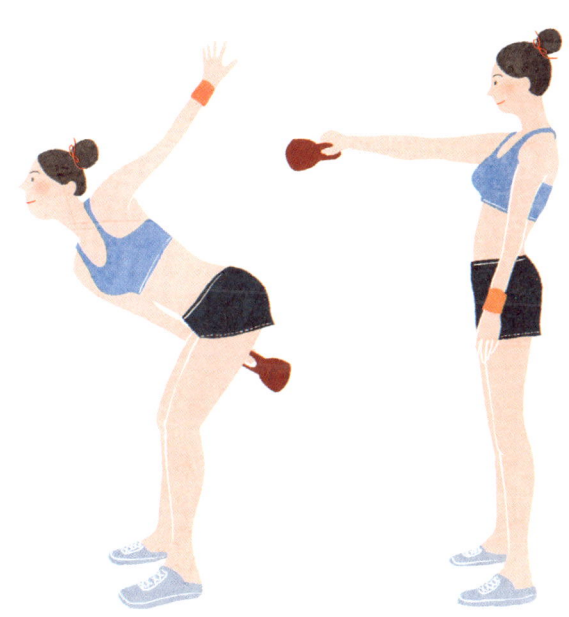

꿀벅지를 만드는 케틀벨 스윙의 예

종아리 근육의 정체

선천적으로
저주받은 무다리는
답이 없나요?

20th
QUESTION

저는 타고난 '무다리'입니다.

학교가 언덕 위에 있던 것도 아닌데

그렇게 되고 말았습니다.

그냥 살이 찐 거라고도 생각해 다이어트도 해봤습니다.

하지만 지방은 말랑말랑하다는데

제 장딴지는 늘 땡땡합니다. 타고난 근육이라는 거겠죠.

그래서 최후의 수단은 근육을 줄이는

'종아리 퇴축술'밖에 없는 것 같아

성형외과를 알아보고 있습니다.

결국 이 저주를 풀 방법은 수술밖에 없는 걸까요?

단단하다고 모두 근육은 아니다!

힘들겠지만 차근차근 새겨 들어주기 바란다. 일단 오해가 있는 지점에 밑줄부터 긋고 시작하자.

"지방은 말랑말랑하다는데 제 종아리는 늘 땡땡합니다.
타고난 근육이라는 거겠죠."

'땡땡하면' 근육일까? 반대로 말해 근육은 단단할까? 직관적인 확인법이 하나 있다. 마트로 달려가 냉장육 코너에 진열된 '소고기 홍두깨살'을 손가락으로 꾹 눌러보는 것이다. 새빨간 근섬유 가닥이 생생히 느껴지는 홍두깨살은 소의 엉덩이 근육 부위로 기름기가 거의 없어 장조림 재료로 애용된다. 홍두깨살을 찾기 어렵다면 닭가슴살도 괜찮다. 어떤가? 마치 찹쌀떡이나 말랑한 고무공을 만지는 것 같은 느낌이다.

이처럼 근육은 딱딱하지 않다! 많은 사람들이 근육은 딱딱하다고 오해하고 있다. 힘을 쓰는 순간 강하게 수축할 때만 딱딱해질 뿐, 힘을 뺀 상태에서의 근육은 오히려 말랑말랑하다. 만져봐서 단단해진 근육은 과하게 긴장하거나 피로가 쌓여서 만성적 긴장 상태가 유지되는 단축, 혹은 자기들끼리 들러붙어 단단해지는 유착癒着이 생긴 것이다. 이들 사이에 혈관이 끼여 혈액순환이 어려워지거나 눌러보면 통증이 일어나기도 한다. 이런 근육은 스트레칭과 마사지로 풀어주면 된다.

왜 내 다리만 자주 붓는 걸까?

사실 다리가 붓는 것은 남녀노소를 불문하고 인류에겐 피할 수 없는 숙명과 같다. 사람은 직립보행直立步行을 시작하면서 누구나 다리로 피가 쏠릴 수밖에 없는 인체 구조를 갖게 되었다. 첫째는 다리가 온몸으로 피를 뿜어내는 심장과 거리가 멀어서고 둘째는 지구의 중력 탓이다. 일단 심장으로부터 거리가 가깝기 때문에 심장에서 다리 쪽으로 향하는 혈관(동맥)의 혈압이 높다. 그러나 심장에서 출발한 혈액이 심장에서 멀어질수록 점차 그 흐름이 약화된다. 따라서 다리에서 심장 쪽으로 되돌아가는 혈관(정맥)의 혈압은 낮다. 이 현상이 반복되면 결국 손끝이나 발끝 같은 인체 말단부에 점차 혈액이 쌓여 부풀어 오르게 되는 것이다. 여기에 플러스 알파로 온종일 서 있다 보면 지면을 향해 끌어당기는 중력의 영향까지 덧붙어 다리 쪽에 쌓이는 체액의 양이 늘어날 수밖에 없다. 그래서 낮보다는 하루가 끝나는 밤에 다리의 부기는 심해진다.

한 가지 의아한 사실은 남자들 사이에선 여자만큼이나 다리의 부기로 고민을 호소하는 경우가 많지 않다는 사실이다. 반대로 '부기 빼는 법'은 여성지 건강 상식 코너의 단골손님이다. 수분 배출을 돕는다는 저염식을 하고, 호박즙이니 혈액 순환 촉진제니 각종 건강보조식품도 먹어보지만 조금만 무리를 했거나 피로가 쌓이면 여지없이 다리가 퉁퉁 부어오르는 여성들이 많다. 왜일까?

원인을 뒤집어서 생각하면 답이 나온다. 남자들은 여자들에 비해 근육량이 많아 신진대사와 혈액 순환이 활발하고 그 영향으로 정맥의 혈

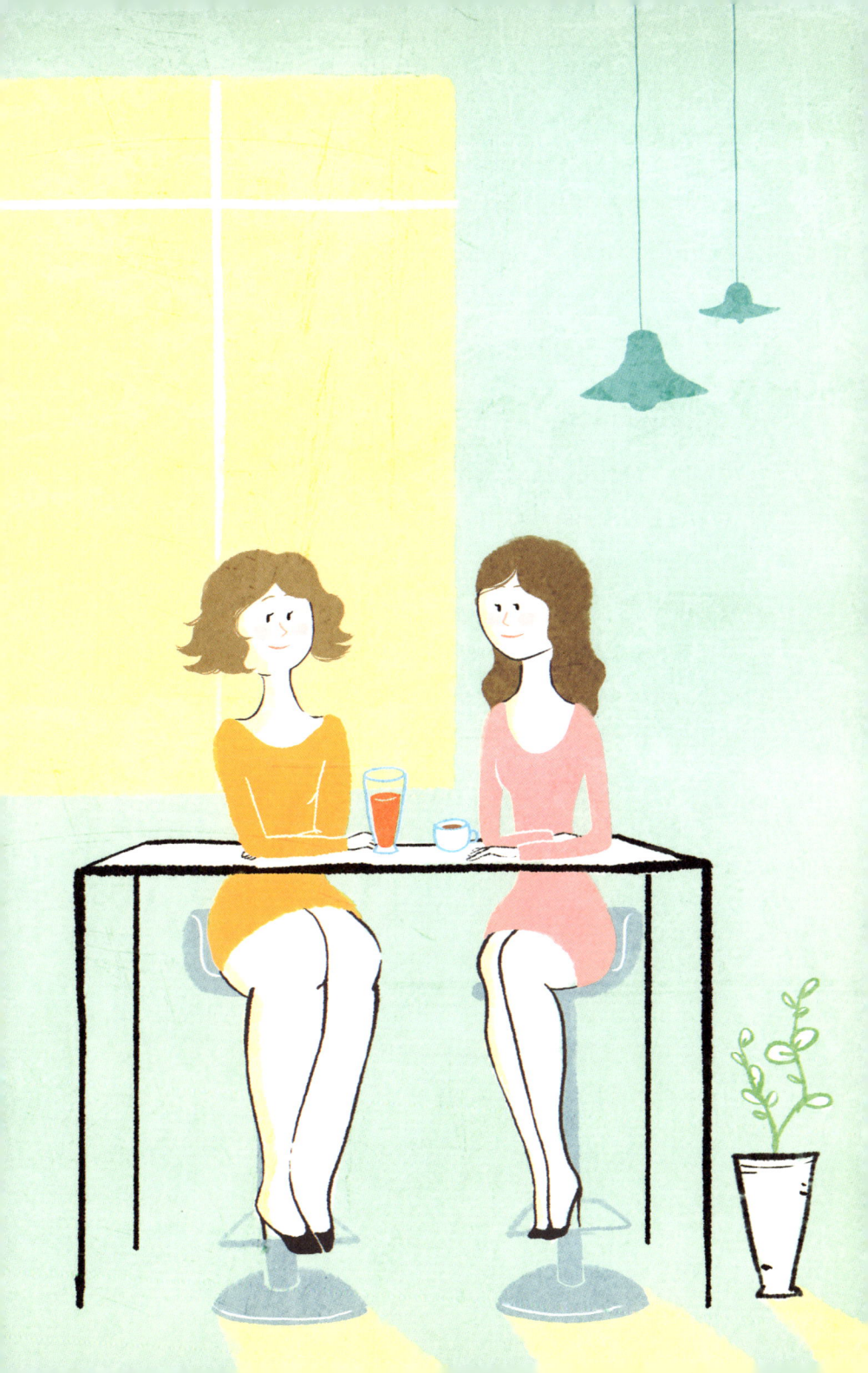

압이 더 높기 때문으로 추정된다. 주변에서 근육이 눌러주는 압력이 정맥의 낮은 혈압을 끌어올려주는 보조 작용을 해준다. 결국 다리가 붓는 여성들은 혈액 순환 개선을 위해 남자처럼 근력 운동에 시간을 더 투자할 필요가 있다는 뜻이다.

그래도 정말 근육은 아닐까?

이 같은 사실에 안심했다면 다행이지만 끝까지 불안해하는 사람들이 있다. 그래도 내 종아리는 어딘지 모르게 근육일 것 같다? 하지만 장딴지의 근육은 그렇게 쉽게 자라지 않는다! 장딴지에 위치한 근육들은 피로에 강하다. 근육이 굵어지는 현상은 '사용 → 피로 → 피로에 대비해 강화'하는 과정으로 설명할 수 있다. 장딴지의 경우 따로 운동을 하지 않아도 온종일 서서 움직이는 것 때문에 늘 피로에 노출되어 있다. 그래서 역설적으로 피로에 가장 잘 적응한 부위다. 이 역시 인류가 직립보행을 시작하면서 일어나게 된 현상이다.

종아리처럼 중력에 맞서 몸을 지면에서 곧게 세우는 기능을 하는 근육들을 항중력근Antigravity Muscle이라 부른다. 움직이거나 운동을 하지 않아도 중력은 지구 상에선 언제 어디서나 24시간 작용하고 있다. 종아리에 위치한 근육들은 다른 근육이 모두 쉴 때도 끊임없이 긴장하고 자극을 받다가 잠자리에 누울 때에야 간신히 쉴 수 있다. 그래서 쉽게 피로하지 않도록 지구력이 강한 적색근(산소를 전달하는 미오글로빈Myoglobin이 풍부해 쉽게 지치지 않는 근육)으로 주로 이루어져 있다. 그래서 종아리 근육은 어지간한 자극으로는 쉽게 두꺼워지지 않는다. 심지어 보디빌딩에서 가장 키우기 어려운 부위로 통하며 보형물을 주입하는 부정행위가 종종 적발되는 부위일 정도다. 한마디로 당신의 두꺼운 장딴지는 근육이 아닐 가능성이 더 크다. 특히 고도비만이나 선천적으로 타고난 장사형 체질도 아닌 여성이, 신체의 다른 부위는 평범한데 유독 종아리만 두드러진다면 더욱 그렇다.

혹은 근내지방Intramuscular Fat 때문에 두꺼워진 것일 수도 있다. 이런 근내지방은 운동으로 태워 없애는 게 답이다. 다행스럽게도 근내지방은 내장지방과 함께 운동 시 먼저 타는 지방에 속한다.

아직 포기하는 것은 이르다!

다리에 부기가 심한 여성들이 가장 흔히 찾는 해결책은 잘 때 다리를 머리보다 높은 곳에 올려두고 자는 것이다. 하지만 그다지 권하는 방법은 아니다. 이것은 혈액 순환 개선이 아니라 오히려 혈액 순환 방해에 가깝다! 심장에서 뿜어져 나온 혈액이 중력을 거스르기 어려워 발끝으로 못 가게 만든다는 발상은 냉증이나 저림을 유발할 수도 있다. 하루를 마치고 집에 돌아온 밤이면 정리 체조로 물구나무나 '거꾸리' 등을 짧게 하는 것은 괜찮겠지만 밤새도록 다리를 올리고 자는 습관은 그다지 바람직하지 않다.

부담 없이 누구나 쉽게 집에서도 할 수 있는 방법은 마사지다. 혈핵 순환 개선은 물론 근육의 단축Shortening과 유착Adhesion을 풀어주는 '자가 마사지'를 규칙적으로 실시하는 것이 도움이 된다. 손으로 주물러주

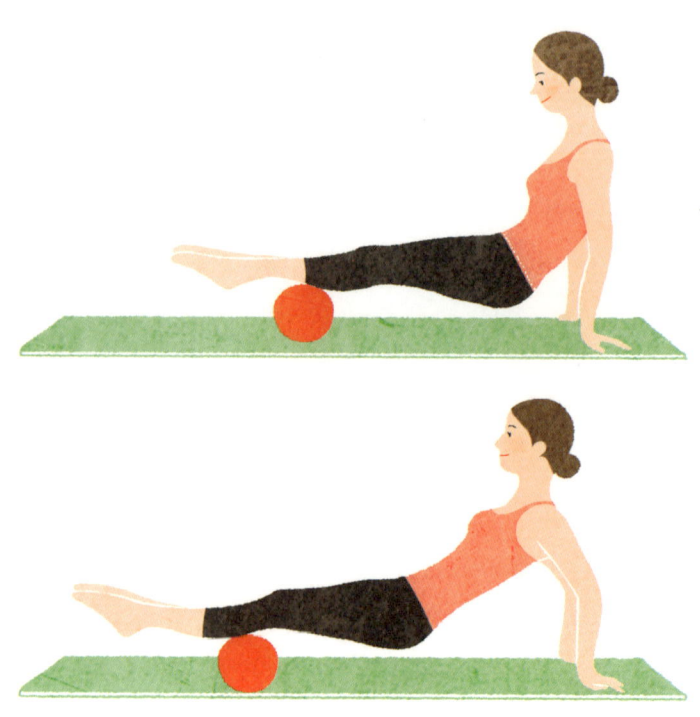

폼롤러를 활용한 종아리 마사지

는 것이 가장 좋겠지만 종아리까지 쉽게 손이 가지 않을 때는 자기 체중을 실어 폼롤러 마사지를 해보자. 최근 요가나 필라테스를 통해 많이 소개되는 마사지용 폼롤러Foam Roller를 사두면 요긴하다. 따지고 보면 옛날 옛적 '콜라병으로 장딴지를 문지르면 다리가 가늘어지더라'는 이야기가 막연한 미신은 아니었던 것이다!

낮은 정맥압을 높이기 위한 가장 또 하나의 해결책은 운동이다. 산책 같은 활동이 아니라 근육이 자극을 받는 근력 운동을 하라는 것이다. 혹은 몸에 혈액이 빠르게 돌도록 '숨이 차오르는' 운동을 해야 한다. 늘 그렇듯 운동은 가장 확실하면서도 저렴하게 건강을 지킬 수 있는 마스터키다.

LTE 다이어트의 최후

다이어트를 하면
오히려
얼굴은 더 늙는다고?

21st
QUESTION

거의 '인간승리' 수준으로 엄청나게 살을 빼고

방송에 나온 연예인을 봤어요. 20kg을 뺐다고 해서

처음엔 "와, 신기하다~ 대단하다" 그랬는데

보면 볼수록 얼굴이 말이 아닌 거예요.

몸은 분명 탄탄한 근육이 붙었는데 그에 반해

얼굴은 마치 촛농이 흘러내리는 듯 탄력을 잃어

더 늙고 초라해 보이는 거죠.

인터넷 기사에 댓글들도 다이어트 하더니

오히려 노안이 됐다면서 다들 걱정하는 내용뿐이더라고요.

대대적인 다이어트를 앞둔 저도 이게 걱정이에요.

젊고 건강해 보이려고 살빼는 건데 다이어트하면

몸이 스트레스를 받아 늙는다는 게 사실인가요?

뭐든지 천천히, 그러나 꾸준히 가는 게 좋다.

다이어트에 돌입하는 사람들은 하나같이 '환골탈태換骨奪胎'를 꿈꾼다. 하루아침에 허물 벗듯이 둔갑하는 것을 꿈꾸지만 모든 일에는 다 순서가 있는 법이다. 속도에 집착한 다이어트는 일명 '촛농 피부'를 남긴다. 또한 속도에 집착한 다이어트는 분명 흔적을 남긴다. 사람의 피부 조직은 몸의 변화에 맞춰 늘었다 줄었다 하는 탄력성을 가지고 있지만 분명 한계가 있다. 그 한계를 넘어서 갑자기 살이 찌면 여기저기 튼살이 생긴다. 반대로 급격히 빠지면 피부의 탄력을 읽고 남은 공간이 쭈글쭈글해진다. 이것이 촛농 피부의 탄생이다. 특히 얼굴, 팔 뒤쪽(삼두근), 아랫배, 가슴이 이 같은 살 처짐이 쉽게 나타나는 부위다. 이를 예방하려면 피부가 탄성을 되찾을 수 있도록 시간을 들여 천천히 살을 빼거나 최악의 경우 다이어트 후 늘어진 살을 성형외과에서 처리해야 한다.

급격한 체중 감소는 건강의 적신호

의학적으로는 '6개월간 체중의 10% 이내 감소'를 가이드 라인으로 삼는다. 보수적으로는 6개월간 5%, 빠르면 6개월간 10% 정도의 체중을 빼는 것을 권장한다. 체중이 120kg 정도 나가는 몹시 뚱뚱한 비만 환자라고 해도 한 달에 2kg 정도 선을 지키며 천천히 빼야 한다는 말이다. 하물며 그보다 더 가벼운 체중에서 시작하는 여성들은 많아야 한 달에 1kg 정도만 빼도(단, 배변이나 생리 주기에 따른 체수분 보유량 변화가 아닌 순수한 체지방 분해량으로 봤을 때) 잘 뺀 셈이다. 주변에서 '3주 완성,

10kg 책임 감량!' 같은 초단기간 폭풍 감량을 내세우는 다이어트들이 횡행하겠지만 촛농 피부가 되어도 책임을 져 줄 사람은 아무도 없다.

스트레스 호르몬, 코르티솔

대책 없는 단기 속성 다이어트가 노안老顏을 만드는 이유가 하나 더 있다. 스트레스 호르몬, 코르티솔Cortisol이다. 코르티솔은 신장 옆 부신에서 분비되는 호르몬으로 육체적, 정신적으로 압박을 받을 때 분비된다. 뇌는 물론 근육과 신경까지 몸 구석구석 전달되어 몸을 각성시킨다. 하지만 몹시 복잡다단한 면모를 가진 터라 워낙 다양한 작용을 하고 단기적인 효과와 장기적인 효과가 정반대로 나타나기도 한다. 이 코르티솔이 며칠 단위로 장기 분비되면 인체에 악영향을 미친다. 특히 다이어트를 한다며 식사량을 무작정 줄인 사람들은 몇 시간, 며칠이 아니라 몇 년씩 높은 코르티솔 수치를 유지하면서 살기도 한다. 이 경우는 몸의 노화가 가속화 된다. 실제로 하드코어한 다이어트를 한 사람들이 '촛농 피부'가 되는 데에는 피부가 살이 빠지는 속도를 따라잡지 못해 늘어진 것도 있지만 과다 분비된 코르티솔이 피부 조직을 공격해 주름지고 푸석하게 만드는 면도 크다.

결국 우리가 알아야 할 것은 다이어트도 장기전이므로 한두 달 만에 결과를 보려 하지 말고 내년, 내후년까지도 내다보며 길게 가야 좋다는 것이다. 비키니가 입고 싶다면 봄이 아니라 작년 가을부터는 미리미리 움직였어야 제대로 된 다이어트다!

DIET

3주 완성
10kg 책임 감량!

타파하라!!

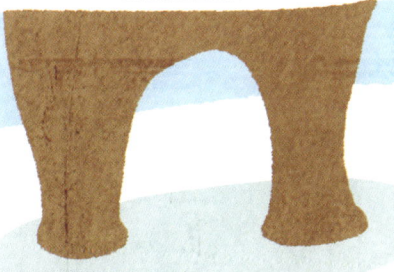

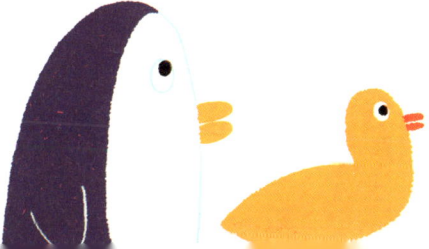

식후 수분 섭취 괴담

밥 먹을 때
물 마시면
정말 살찔까?

22nd
QUESTION

얼마 전 직장동료에게서 식사 중에 물을 마시면

위염에 걸릴 가능성이 높아지고

살도 더 쉽게 찐다는 말을 듣고서

'밥 따로 물 따로 다이어트'라는 것을 하게 됐어요.

그런데 정말 밥 먹을 때 물 마시면

소화액이 희석되고 인슐린이 추가로 분비된다는

괴담이 사실인가요?

원래 밥 먹을 때 물 한 컵 정도는 함께 마셔왔는데

하루아침에 습관을 바꾸기 어려워요.

밥 따로 물 따로 다이어트, 정말 사실일까요?

타는 목마름으로⋯⋯.

사실 이런 종류의 질문이 제일 난감하다. 어떤 원리나 인과 관계가 뒷받침되는 것이 아니라 막연한 '믿음'으로 이루어진 질문들 말이다. 부분적인 오해가 아니라 통째로 뒤엎어야 하는 '미신'들. 하지만 단호하게 선을 긋고 말하겠다. 아무 근거 없는 낭설이다. 간혹 밥 먹을 때 물 마시는 것이 인슐린 분비나 소화 흡수 속도와 관련이 있다며 운을 떼는 이들도 있다. 그러나 먼저 인슐린 분비는 '수분'이 아닌 '당분'의 섭취로 유도된다. 결코 식사 중에 물을 마신다고 인슐린 분비가 늘거나 줄어들지 않는다. 오히려 이와 비슷하면서도 다른 질문인 '밥 먹을 때 마시는 물이 소화에 방해가 될까?'라는 질문에 훨씬 생각할 거리가 많다. 실제로 다이어트가 아닌 '소화기 건강'을 이유로 밥 따로 물 따로 다이어트를 실천하는 사람들이 종종 있다. 이들은 식사 도중 물을 입에 대지 않는 이유에 대해 이렇게 답한다.

- 위액이 물에 희석되어 소화를 방해하기 때문에 소화가 잘 되지 않아 속이 불편해진다
- 위액이 물에 희석되면 농도를 맞추기 위해 더 강한 위산을 분비하고 결국 위염이나 위궤양에 걸리기 쉬워진다

그것이 알고 싶다 – 위와 위액

과연 밥 먹을 때 물을 마시는 습관은 소화에 얼마나 악영향을 미칠까?

사실 이 질문은 전문가들 사이에서도 뚜렷한 결론이 나와 있지 않다. 그래도 진실에 다가가기 위해서 '위'와 '위액'에 대해 조금 더 자세히 살펴볼 필요가 있다. 위는 몸에 들어온 음식물이 처음 만나는 소화 기관이다. 구강口腔을 지난 음식물은 순식간에 식도를 지나 5~10초면 어느새 위장에 도달한다. 여기에서 짧게는 한두 시간에서 길게는 대여섯 시간까지 머물게 된다. 전체 소화 과정을 놓고 봤을 때 상당히 긴 시간이다.

이 때문에 위는 거의 '저장 공간'에 가깝다. 위액의 주성분이 강산성(pH 2)을 띄는 염산NaCl으로 이뤄진 것도 이 '저장 기능'과 연관을 맺고 있다. 산Acid은 단백질을 녹인다. 때문에 위액의 기능은 단백질 성분을 분해해 소화하기 좋게 만드는 것으로 단정 짓기 쉽다. 그러나 그 숨은 기능은 '살균 세정'이다. 세균도 단백질 세포막으로 구성되어 있기 때문에 강산성인 위액을 만나면 헬리코박터Helicobacter 같은 돌연변이 몇몇을 제외한 대부분은 살균된다! 만약 그렇지 않다면 우리가 먹은 음식이 위장 속에서 썩는 난처한 상황을 겪을지도 모른다. 사람의 내장 속은 따뜻하고, 습하고, 영양분까지 있으니 세균이 번식하기 아주 좋은 환경이다. 실제로 위가 아닌 장 속에는 수많은 세균들이 장내 세균총腸內細菌叢이라는 군락을 이뤄 와자지껄 살아가는 중이다. 단, 위장에선 그런 일이 일어나지 못하도록 위액이 세균들을 녹여버린다는 것이다.

위액의 강렬함을 다시 한 번 확인할 수 있는 사례는 '역류성 식도염' 환자들 사이에서 찾아볼 수 있다. 위액이 역류해 식도 부근에 손상을 일으키는 병이다. 이를 앓는 사람들은 가슴과 목구멍이 타들어 가는 듯한

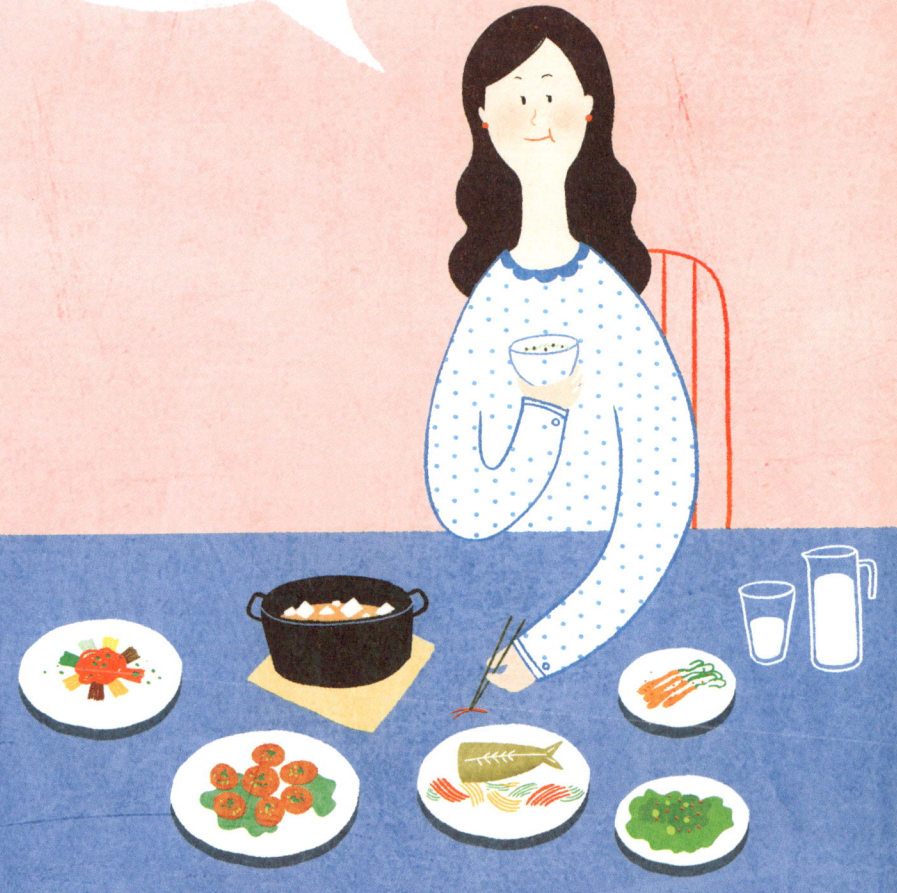

느낌을 받는다. 증상이 심해지면 충치에 걸릴 확률까지 높아진다. 위액의 산도가 치아 바깥쪽을 싸고 있는 법랑질琺瑯質을 녹여버릴 정도이기 때문이다. 그래서 역류성 식도염을 심하게 앓는 사람들은 목구멍과 가까운 어금니 쪽부터 치아 부식腐蝕에 노출된다. 비슷한 맥락에서 음주 모임이 많은 연말연시가 지나면 충치가 심해졌다는 이들이 생긴다. 과음으로 인한 구토로 위액에 노출된 치아가 부식되면서 생긴 결과다. 이처럼 치아도 녹이는 강산성 액체가 위액이다.

그래서 소화기 내과 의사들 가운데는 '식사 중에 마시는 물이 소화를 방해한다'는 풍문을 반박하는 이들이 많다. 위에서 일어나는 과정은 소화라기보다 물리적 절삭切削(자르거나 깎음)에 가깝다. 십이지장으로 넘어가서 이자액이 분비되어야 비로소 본격적인 소화가 이루어진다. 그러니 페트병으로 벌컥벌컥 마시지 않고서야 '물'이 소화에 지장을 주기 어렵다는 것이다. 위산 과다로 속 쓰린 경험을 해본 이들은 쉽게 공감할 것이다. 자다 깨서 물을 아무리 많이 들이켜도 속 쓰림에 별다른 도움이 되지 않는다. 위산은 우리가 막연히 생각하던 것보다 훨씬 강하다.

물 따로 밥 따로(X) → 국물 따로 밥 따로(O)

소화기 건강을 지키기 위해 정작 중요한 습관은 따로 있다. '물'이 아닌 '국물'에 신경 써야 한다. 유달리 짠맛을 좋아하는 한국인들의 습성이 건강을 해친다는 사실은 이제 상식이 됐다. 그러나 흔히 나트륨 섭취의 주범이라고 생각하는 김치나 절임류보다 더 큰 공신이 '국물'이라는 사실은 잘 모르고 있다. 식약청이 2013년 발표한 음식별 나트륨 섭취 기여율 순위를 살펴보면 국, 찌개류가 30.7%로 당당히 1위를 차지해서 23%로 3위에 오른 김치를 이겼다. 국물이야말로 소금을 가장 효율적으로 섭취하는 방법이다. 같은 양의 소금도 직접 찍어 먹을 때보다 물에 희석됐을 때 덜 짜게 느껴진다. 그로 인해 나트륨 섭취 총량이 증가하게 된다. 특히 보통 국물이 아닌 뜨거운 국물이라는 점이 덩달아 문제를 일으킨다. 고온에선 짠맛에 둔감해져 더 짜게 먹게 되고, 이렇게 들어간 국물이 위벽을 공격한다.

앞서 위액의 무시무시함을 설명할 때, '식도는 위액에 상하는데 똑같은 단백질로 만들어진 위벽은 어떻게 무사하지?'라는 의문을 가졌을 법하다. 위벽엔 뮤신Mucin이라는 점액질이 분비되어 차벽遮壁을 형성하기 때문에 강산성의 위액 가운데서도 무사할 수 있는 것이다. 그러나 70도 정도로 펄펄 끓어서 나오는 뜨거운 국물을 벌컥벌컥 들이키는 식습관은 위벽의 뮤신을 긁어내는 효과를 낸다. 그로 인해 나트륨에 직접 노출된 위벽에 상처를 내기 쉽다. 또한 국물에 말아 먹는 음식은 덜 씹고 삼키기 쉬워 과식과 소화 불량의 주범이 된다.

정리하자면 다음과 같다. 밥 먹을 때 마시는 물 한두 잔은 당신을 살찌게 하지 않는다. 단, 소화와 건강을 생각한다면 꼭꼭 씹어 천천히 먹을 것. 이상!

다이어트 도우미 제품들의 비밀

슬림젤, 덜덜이,
그리고 살 빠지는 주사.
제 점수는요?

전 정말 '다이어트 불구자' 인가 봐요.

평생 다이어트를 해 왔지만

솔직히 전 움직이는 게 너무나도 싫어요.

이렇다 보니 다이어트의 능률과 효과를 높여준다는

'도우미' 제품들에 자꾸만 눈길이 가더라고요.

붙이기만 하면 되는 슬리밍 패치, 바르면 빠진다는 슬리밍 젤,

몸에 붙이고 있으면 진동을 줘서 살이 빠진다는

슬렌더톤 같은 제품들 말이에요.

부가 비용이 좀 들더라도 효과만 확실하다면야

지갑을 열 준비가 되어 있는데요.

이거 정말 얼마나 효과가 있을까요?

혼 좀 나야겠다!

따끔한 일침밖에 답이 없을 것 같다. 욕심을 채우려면 노력을 하든지, 노력을 하기 싫으면 욕심의 크기를 줄이든지 하나는 해야지 이도 저도 싫다니 이것은 누가 봐도 도둑놈 심보다! 돈으로 시간과 땀을 살 수 있다고 믿는 사람들 때문에 업계엔 수많은 '호갱님'과 '사기꾼들'이 넘쳐나는 것이다!

슬리밍 젤, 패치

바르거나 붙이면 해당 부분에 화끈화끈 열이 나면서 체지방 분해가 촉진된다는 각종 슬리밍 제품들. 젤이든 패치든 결국 성분은 대동소이大同小異하기 때문에 뭉뚱그려서 말해도 좋다. 결론은 그런 거 없다. 실제로 이런 꿈의 다이어트를 가능하게 만들어주는 물질이 있었다면 그것을 만든 사람은 진즉 노벨상을 받지 않았을까?

바르거나 붙이는 슬리밍 제품들의 주성분은 캡사이신Capsaicin과 카페인Caffeine이다. 어디서 많이 들어본 이름들이다. 맞다. 캡사이신은 고추에서 매운맛을 내는 성분만 추출한 것으로 '불닭 양념'의 주성분인 그것이다. 캡사이신을 먹으면 몸에서 열이 난다는 사실을 우리는 경험적으로 알고 있다. 매운 음식 앞에서 땀을 뻘뻘 흘리는 것이 이 성분 때문이다. 그런데 이걸 먹지 않고 피부에 바른다고 효과가 있을까? 캡사이신을 섭취하면 교감 신경계가 자극되어 신진대사가 촉진되고 그로 인해 체지방 분해가 평소보다 활발해질 수 있는 것까지는 사실이다. 그러나

Chapter 3 독한 다이어터들 사이에 떠도는 썰.썰.썰!

캡사이신 자체를 직접 지방에 접촉시킨들 체지방이 분해되거나 물성物性 (물질이 가지고 있는 성질)이 변하는 일은 일어나지 않는다! 만약 그게 사실이라면 삼겹살에 고춧가루를 뿌리면 기름기가 녹아내려야 할 것이다. 캡사이신을 이용해 다이어트 효과를 보고 싶다면 먹어야 하는데 유의미한 양을 끌어내려면 하루에 고춧가루 50g은 필요로 한다. 이것은 무려 김치 5kg을 담글 때 들어가는 양이다. 살을 빼겠다며 매일같이 김치 5kg을 먹을 생각이 있다면 말리지는 않겠다.

카페인의 효과는 더욱 미묘하다. 카페인은 흥분제 내지는 각성제로 이미 그 효과를 공인받은 준準 약물이다. 카페인 섭취는 몸의 대사속도를 빠르게 만들고 체지방을 분해해 에너지로 바꾸는 과정을 단축시킨다! 잘 알려지지 않은 사실이지만 국제 올림픽 조직 위원회IOC는 카페인을 무려 '금지 약물'의 일종으로 지정했다. 올림픽 참가 선수의 소변에서 1ml당 12μg 이상의 카페인이 검출되면 금지 약물 복용 혐의로 메달을 박탈당하고 기록도 취소된다. 사람마다 체중, 성별, 근육량에 따라 차이는 있지만 체중 70kg 정도의 성인 남자 기준으로 그란데 사이즈 (473ml) 블랙커피 한 잔을 마시면 올림픽에서 부정 행위로 간주한다. 왜일까? 그만큼 카페인은 흥분, 각성 작용이 탁월하다는 뜻이다.

생각보다 놀라운 카페인의 효능에 다들 감탄하는 소리가 여기까지 들린다. 과연 그렇군! 각종 건강기사에서 커피를 마시면 다이어트에 도움이 된다는 게 일리 있는 소리였어! 하지만 그렇다고 가만히 앉아 원두

커피만 주야장천 마신다고 살이 빠지는 일은 절대 일어나지 않는다. 카페인은 운동 시 체지방을 끌어다 쓰는 비율을 높여줘 살이 쉽게 빠지도록 도와주는 물건이지 가만히 앉아 있어도 무작정 체지방이 타도록 만들진 않는다. 더 중요한 지점은 대부분의 약물이 그렇듯 의존성과 내성이 생겨 문제를 일으킨다는 것이다. 카페인을 장복한 사람은 같은 효과를 보려면 갈수록 더 많은 양의 카페인을 먹어야만 한다. 학창 시절엔 에스프레소 한 잔만 마셔도 밤새 말똥말똥했지만 사회인이 된 뒤에는 어째 더블샷을 벤티Venti 사이즈로 퍼부어도 눈꺼풀이 자꾸 감긴다. 이건 기분 탓이 아니다. 이미 기호식품으로 원두커피나 드립커피를 즐겨온 사람이라면 이미 카페인 자체에 내성이 생긴 뒤라 마셔도 별다른 다이어트 효과를 못 볼 가능성이 크다.

자, 캡사이신과 마찬가지로 '먹어야' 효과를 볼 수 있는 이 카페인을 피부에 바른다고 효과가 있을까? 역시나 허무맹랑한 이야기다. 카페인은 수용성 물질이라 진피층 아래 체지방을 뚫고 나오지 못한다. 가만히 앉아서 살을 빼겠다며 뱃살에 불닭 양념이나 블랙커피를 끼얹지 말고 제발 운동을 하자.

덜덜이의 진짜 이름, 경피 신경 자극기

두 번째는 가만히 앉아 있으면 알아서 움직여 준다는 '자동 운동 기구'들이다. 피부에 대고 진동을 주는 덜덜이에서부터 요즘엔 기구에 앉으면

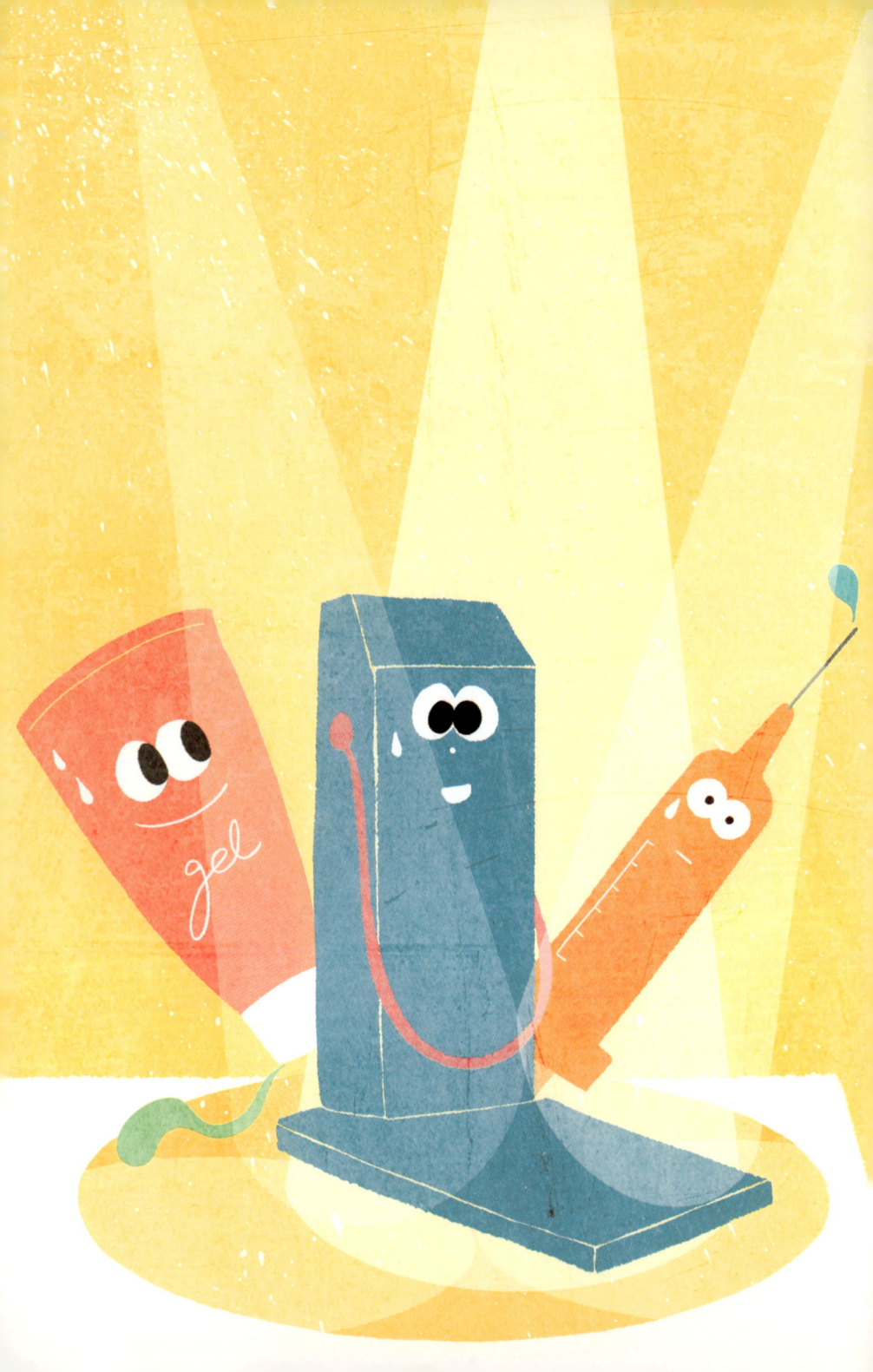

알아서 몸을 움직여 준다는 '자동 머신'까지 존재한단다. 일단 덜덜이의 정체부터 알아보자. 슬렌더톤, 일명 덜덜이 등으로 불리는 이것의 본명은 경피 신경 전기 자극기Transcutaneous Electrical Nerve Stimulator다. 정체는 물리치료실에서 환자의 통증 완화를 위해 사용되는 재활기구 되겠다. 살을 빼는 것과 아무런 상관없이 발명된 도구인데 어쩌다 홈쇼핑에서 '가만히 있으면 진동으로 살을 빼준다'는 마법의 도구라며 팔리고 있는지 모르겠다. 아무런 근거 없는 허위광고라고 생각하면 된다.

두 번째는 가만히 앉아 있으면 기구가 알아서 움직임을 구현해준다는 '전동 머신' 류다. 가만히 힘을 빼고 앉아 있으면 기계에 달린 모터가 돌아가면서 내 몸을 붙잡고 강제로 움직여 준다. 비싼 신제품이라며 이런 기구를 들여다 놓는 피트니스 센터들이 늘어나고 있다는데 실제 운동 효과는 있을까? 전혀 없다. 근육은 뇌와 연결된 신경을 타고 전해진 '전기 자극 신호'를 받고 움직인다. 스스로 움직이겠다는 의지 없이 밖에서 만들어 준 움직임은 근육에 아무런 자극을 줄 수 없다. 외부에서 강제된 움직임이 수십, 수백 번 반복되어도 단 한 번의 의식적인 근육 수축을 대신해줄 수 없다. 단, 신경에서 보내는 것처럼 '전기 자극'을 근육에 직접 흘려 보내준다면 이야기가 조금 다르다. 몸을 붙잡고 억지로 움직이는 것이 아니라 근육에 직접 전류를 흘려 보낸다

면 가만히 앉아서 움직이지도 않고 운동이 되는 것이 이론상으로는 가
능하다. 그러나 그것은 전기고문이나 감전感電과 전혀 다를 바 없다. 목
숨을 걸고 그런 생체실험을 하느니 그냥 운동을 하고 말겠다.

살 빠지는 주사

위의 건강보조제품에 비해 효과는 확실하나 논란과 오해가 만연한 '살
빠지는 주사'에 대해서도 알아보자. 이들은 명백한 의료행위로 피부관
리실이나 마사지샵 등에선 할 수도 없고 해서도 안 된다. 간혹 PPC 물광
주사(?)라는 기묘한 이름으로 정체 불명의 액체를 바늘이 없는 주사기
에 담아 피부에 뿌려주면서 '체지방 분해 효과를 낸다'고 홍보를 하는
곳들도 있는데 거짓말이다.

PPC Phosphatidylcholine는 콩에서 뽑아낸 성분으로 지방세포의 세포막
을 파괴해 숫자를 줄인다. 그런데 피하지방은 표피와 진피 아래 깊숙한
곳에 있다고 슬리밍 패치를 이야기하면서 말했다. 즉, 주사기 바늘로 직
접 지방층에 찔러서 주입해야 PPC의 효과가 있는 것이지 피부 위에 뿌
려봤자 불닭 양념 바르는 슬리밍 패치나 슬리밍 젤과 아무 차이가 없다
는 뜻이다. 카복시 주사도 피하지방층에 기체를 주입해 체지방 분해를
유도하는 것이다.

다시 본론으로 돌아가서 이 같은 의료행위는 분명 살이 빠지는 효과
가 있다. 그러나 직접 주사를 놓을 수 있는 피하지방에만 작용하기 때문
엔 내장지방은 뺄 수 없으며 실제로 체지방을 분해하는 양도 미미하여

서 체중 감량보단 부위별 모양 다듬기 정도로밖에 쓸 수 없다. 이 같은 연유로 연예인들은 이런 주사 시술 대신 고전적인 체지방 흡입술을 더 선호하고 있다. 시술 부위에 카데터(관)를 찔러 넣고 피하지방을 빨아들이는 체지방 흡입술은 많게는 한 번에 1kg까지도 지방을 제거할 수 있다. 파파라치들이 찍은 걸그룹 멤버들의 사진을 보면 허벅지에 약속이나 한 듯 찍혀있는 멍자국은 이런 카데터를 찔러 넣어 생긴 것이다. 따라서 PPC나 카복시 같은 주사요법으로 극적인 변화를 기대하는 것은 무리다.

내장지방까지 제거 가능하면서 가장 많은 양의 살을 뺄 수 있는 유일한 수단은 역시 '식이조절과 운동을 병행'하는 것이다. 성형 시술은 살을 빼는 데 있어 일종의 피니싱 터치Finishing Touch 내지는 보조요법 이상의 의미를 가지기 어렵다. 우직한 방법으로 살을 빼자. 희망적인 소식을 한 가지 전하자면 운동을 시작하면 내장지방이 피하지방보다 먼저 빠지기 시작한다는 점! 그러니 끝까지 식이조절과 운동을 손에서 놓지 마라!

불확실한 자몽의 효능

덴마크 다이어트에
자몽이 빠져도
효과 있나요?

24th QUESTION

요즘 이런저런 다이어트들을 시도했는데
결국 다 실패로 끝났어요.
다시 맘을 다잡고 '식단조절부터 시작하자'라는 마음으로
찾아보다가 진공으로 포장해서 매일 집으로 배달 오는
도시락 서비스가 눈에 띄더라고요?
'덴마크 다이어트 도시락'이라는데 덴마크 왕립 병원에서
만든 환자 처방 식단이라니 더 믿음이 가요!
자몽에 체지방을 분해하는 성분이 있어서
밥을 먹을 때마다 자몽을 하나씩 먹는 게 중요하다네요.
문제는 그 '덴마'의 핵심인 자몽을
제가 별로 좋아하지 않는다는 것!
시고 떫은데 이걸 한 달 내내 하루 세 개씩 먹으라니……
혹시 이 다이어트 도시락에서 자몽만 쏙 빼고 먹으면
효과가 없을까요?

덴마크 다이어트? 마요 다이어트? 자몽 다이어트!

삶이 그대를 속일지라도 슬퍼하거나 노여워하지 않을 준비가 되셨다면 시작하겠다. 수십 년째 이름만 바꿔가며 거짓말을 거듭해온 사기꾼에게 속아주느라 고생 많으셨다. 사기꾼이라니 누구? 덴마크 다이어트 그놈 말이다. 일단 '덴마크'라는 표현부터 거짓말이다. 지금으로부터 30년도 더 된 어느 날 지구 반대편에서 작성된 메모지 한 장을 살펴보자.

어, 이것은 완전 '덴다' 하고 똑같네?! 이 낡은 메모지의 정체는 바로 1979년 총선을 앞두고 영국의 마가렛 대처Margaret Thatcher(그 '철의 여인'

아침 식사는 매일 같음
자몽 1개, 달걀 1~2개, 블랙커피 혹은 맑은 차 한 잔

월요일 점심
자몽 1개, 달걀 2개

월요일 저녁
달걀 2개, 콤비네이션 샐러드, 말린 토마토 1조각, 커피 그리고 자몽 1개

화요일 점심……

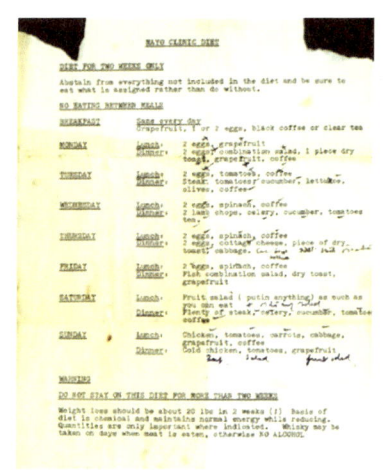

마가렛 대처 재단 홈페이지 (www.margaretthatcher.org/document/112194) 대처 관련 문서 아카이브에 1979년 1월 1일 메모

대처가 맞다!)가 실시했던 다이어트 노트다. 오늘날 '덴다'라는 이름으로 떠도는 문제의 다이어트 방식과 토씨 하나 다르지 않고 일치한다. 달걀과 야채 중심의 저칼로리 식단에 매 끼니 빠지지 않는 자몽과 블랙커피. 그렇다면 이 '덴다'는 수십 년 전 영국 총리가 시행했을 정도로 검증된 다이어트 방식이란 말인가요? 그럴 리가! '인간의 욕심은 끝이 없고, 같은 실수를 반복한다'는 말이다. 지위가 높거나 낮거나, 돈이 많거나 적거나 막론하고 누구나 다이어트에서만큼은 유독 어리석은 선택을 내리곤 한다. 심지어 대처도 속았다는 말이다. 대처가 남긴 저 배고프고 맛없을 식단표의 제목이 무엇인지 살펴보자. 무려 '메이요 클리닉 다이어트Mayo Clinic Diet'란다.

유명 의료 기관의 이름을 제멋대로 따다 붙이는 이 수법은 '덴마크 왕립 병원 다이어트'에서 그대로 반복된다. 30여 년 전에도 똑같은 수법을 써먹고 있었다. 자몽과 함께 먹으면 살이 빠진다, 혹은 체질이 변한다는 이 근거 없는 다이어트는 매번 아무 관계 없는 의료 기관들의 이름을 바꿔 달며 사람들을 현혹해왔다. 처음 시작한 사람도, 유래도 모르지만

TIP

메이요 클리닉이란?

1863년 미국 미네소타Minnesota(미국 중서부에 있는 주)에 세워져 오늘날까지 이어지고 있는 유명한 의료 연구 기관

입에서 입으로 전해져오는 일종의 도시 전설Urban Legend에 불과하다. '덴다'는 굳이 이름을 붙이자면 '자몽 다이어트'라 불러야 옳다.

켄 박사의 불확실한 연구

그런데 2000년대 들어 이 '도시 전설'에도 작은 변화가 추가됐다. 과거엔 애꿎은 메이요 클리닉, 덴마크 왕실 병원을 내세워 '권위에 의한 호소'를 사용했지만 요즘은 아예 솔직하게 '자몽 다이어트'로 이름을 바꾸고 자몽 그 자체에 신비한 효능이 있다고 주장하는 방향으로 수법이 변했다. 일간지나 잡지의 건강 기획기사에선 '자몽을 먹으면 인슐린 수치가 감소하고 체지방 분해가 촉진된다'라는 설명이 빈번히 등장한다. 이런 기사들은 하나같이 2004년 '후지오카 켄'이라는 미국의 연구자가 발표한 연구 자료를 근거로 하고 있다. 후지오카 켄 박사는 약 100여 명의 '비만' 환자들을 4개의 그룹으로 나눴다. 실험 대상자들은 평소와 비슷한 식사 패턴을 유지하면서 한 가지 조건만 달리했는데, 변수는 '자몽'이었다.

1. 매 끼니마다 생으로 된 자몽을 먹는다.
2. 매 끼니마다 자몽 주스를 마신다.
3. 매 끼니마다 자몽 추출물이 든 알약을 먹는다.
4. 매 끼니마다 아무것도 섞지 않은 위약Placebo(효능이 있는 약처럼 제공되지만 효과가 없는 약)을 먹는다.

약 12주간의 실험 결과 자몽을 통째로 먹은 사람들 사이에서 가장 큰 체중 감량 효과가 일어났고 나머지 자몽 주스나 추출물을 받은 사람들은 그보다는 덜 빠졌지만 대조군보다는 많이 빠졌단다. 따라서 자몽에는 뭔가 '살이 빠지게 만드는 물질'이 들어있다는 것이 이 연구의 결론이다.

연구소, 박사, 실험실, 논문……. 어딘지 모르게 '과학적'으로 들리는 말이지만 조금 더 깊게 들여다보면 문제가 생긴다. 언론에 보도된 간접적인 인용이 아니라 후지오카 박사의 논문을 직접 살펴보면 개운치 않은 구석이 보인다. 실험 대상자 91명은 모두 체중이 100kg 가까이 되는 '뚱뚱한' 대사증후군 환자였다. 그리고 12주 간 살이 빠진 정도가 집단별로 평균 1.6kg, 1.5kg, 1.1kg, 0.3kg였다. 재미있는 사실은 자몽을 먹지 않은 사람들도 체중 감소가 일어났으며 각각의 차이가 1kg 이내로 미미했다는 점이다. 살이 더 빠졌다고 해서 눈에 들어오는 확연한 차이를 기대했을 사람들이 안다면 다소 허탈해 할 내용이다. 그러나 진짜 중요한 사실은 따로 있다. 바로 이 연구를 발주하고 연구 비용을 지원한 주체가 FDOC Florida Department Of Citrus다. 즉, 오렌지나 자몽 같은 과일들의 생산·판매자들이 만든 협회였다는 사실이다. 그래서일까? 과일 주스로 유명한 썬키스트 사의 홈페이지에는 이 후지오카 켄 박사의 연구가(정확한 수치는 생략한 채) 대서특필大書特筆되어 있다.

과학적 연구는 실험 설계와 진행의 엄밀성뿐만 아니라 '이익 상충Conflict Of Interest'의 엄격함도 지켜져야 한다. 쉽게 말해 연구자가 어

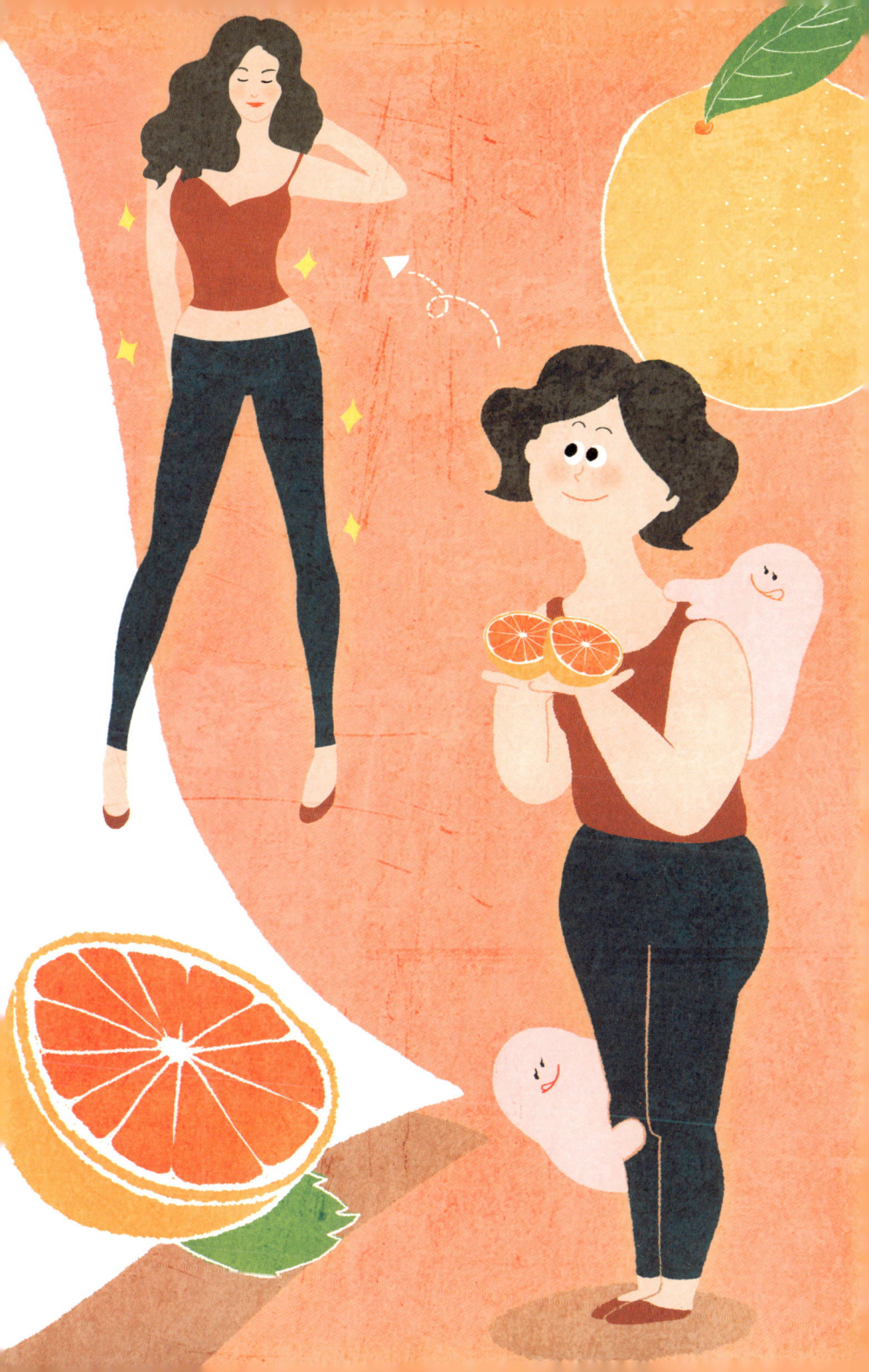

떤 집단에 소속되어 있는지, 연구비나 장학기금을 어디에서 어떤 목적으로 받았는지도 명확해야 한다는 말이다. 이런 외부요인이 연구의 목적과 중립성에 알게 모르게 영향을 미칠 수 있다는 사실은 누구나 짐작할 수 있다. 자몽 재배·판매자들의 지원을 받은 연구가 자몽 다이어트 광고에 사용되고 있다니, 마냥 순수하게 와 닿지는 않는다.

이게 다 나린진Naringin 때문이다
– 체지방 분해 NO! 식욕의 일시적 감퇴일 뿐

자몽에 체지방 분해를 촉진하는 성분이 포함되어 있다는 뚜렷한 증거는 아직 없다. 그런 효과가 사실이라면, 자몽은 식품이 아니라 의약품으로 분류되었을 것이다. 하지만 자몽이 다이어트에 어느 정도 영향을 미칠 수는 있다. 자몽에 들어있는 특유의 색소 나린진Naringin의 효과 덕분이다.

나린진은 인체에 무해한 성분이지만 떫고 쓴맛을 낸다. 그래서 나린진을 맛본 사람들은 식욕이 일시적으로 감퇴한다. 이 점에 착안하여 2000년대 후반 국내의 모 생활건강 업체에서 나린진 성분이 들어간 치약을 '다이어트 치약'이라는 이름으로 판매한 적도 있었다. 사실 자몽을 먹으면서 다이어트 효과를 봤다는 사람들은 알게 모르게 이 나린진의 덕을 본 것일지도 모르겠다. 하지만 자몽의 신비한 체지방 분해 효과 따위를 기대하며 시럽과 설탕이 들어간 자몽 주스를 꿀꺽꿀꺽 마시는 것은 아무 의미 없는 행동이 되겠다.

결론적으로 '덴다'는 굉장히 오래된 도시 전설 가운데 하나다. 자몽의 효능을 강조하지만 사실 자몽을 빼고 먹어도 효과 자체에 있어 큰 차이가 없다. 식단 자체가 저칼로리에 맞춰져 있어 그냥 굶는 것과 효과도 대동소이하다. 살은 빠지겠지만 요요는 예약해 놓고 시작하는 셈이다. 게다가 다른 재료에 비해 자몽 가격이 상대적으로 비싸므로 최근에 팔리는 '덴다' 상품들은 끼니마다 제공되는 자몽의 양을 한 개에서 반 개로, 반 개에서 슬라이스Slice로 점점 줄이는 웃지 못할 모습까지 보이고 있다. 그러니 더는 '덴다'가 내세우는 그럴듯한 광고에 속지 않도록 하자.

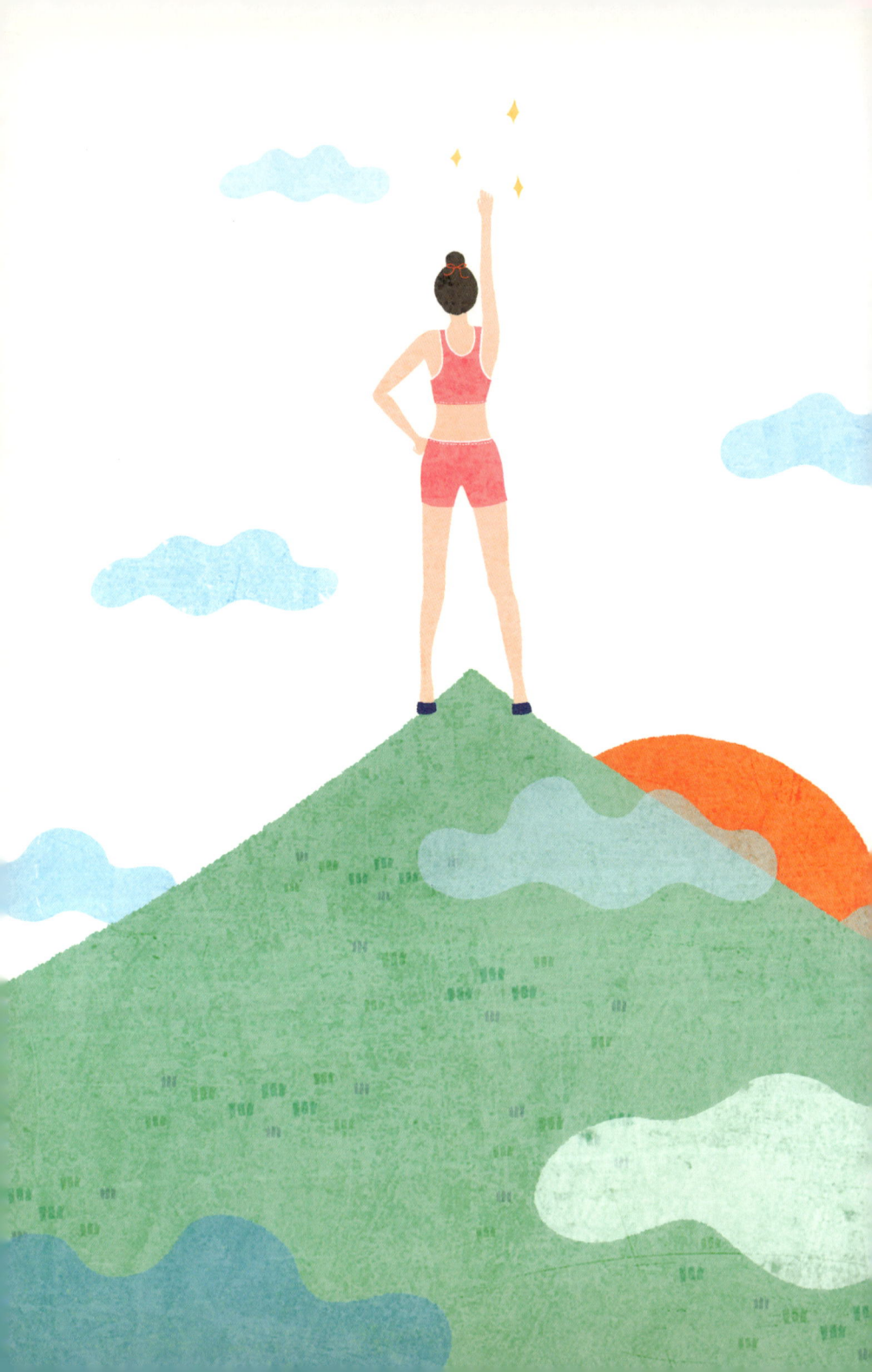

닥치고 운동

약수터 체육의 실제 효과

엄마의
약수터 체육은
왜 계속될까?

25th
QUESTION

헬스장에 갈 여건이 되지 않아

근린공원의 체육시설을 이용하고 있습니다.

여기서 운동하다 보면 나이 지긋하신 분들이 자주 오시는데

분위기가 좀 독특해요.

패션도 그렇고 하는 운동도 그렇고……

선캡이나 땀복 같은 패션센스는 그냥 그런가 보다 하는데,

뒤로 걷기라든지 손뼉치기라든지 독특한 동작들을

보게 됩니다. '약수터 체육'이라고 해야 할까요?

처음엔 그냥 신기했는데 다들 그러고 있으니

볼수록 진짜 저런 동작이 뭔가 효과가 있나 궁금해집니다.

혹시 코치 D님은 이 약수터 체육의 효과에 대해서

어떻게 생각하시나요?

재야에 파묻혀 두문불출杜門不出(집에만 틀어박혀 나가지 않음)하던 우리 동네 운동 고수들이 총출동하는 그 곳. 장년층-노년층을 중심으로 컬트Cult적인 인기를 끄는 움직임들이 있다. 소위 '약수터 체육'이라고 불리는 신기한 동작들. 대체 어떤 의미가 있는 동작인지, 실제로 효과는 있는지 이번 기회에 약수터 체육의 대표 종목들을 차례로 살피면서 그 실체와 효용效用을 알아보자.

뒤로 걷기

인류가 직립보행을 시작한 이래로 가장 많이 반복해 온 움직임인 걷기. 걷기는 일상적이며 친숙한 동작이다. 그러나 약수터 체육인들은 그냥 걷기에 만족하지 못하고 '뒤로 걷기'에 열광하는데 뒤로 걷기 지지자들의 논리는 다음과 같다.

> 뒤로 걷기는 걷기와 반대되는 동작이다 → 따라서 평소 안 쓰던 근육을 많이 쓴다 → 근육 불균형을 잡아주고 에너지 소모도 커져 살도 잘 빠진다

안타깝지만 이 주장은 전제부터 틀렸다. 걷기의 반대말은 뒤로 걷기가 아니라 달리기다. 걷기는 '양 발바닥이 모두 공중에 떠 있지 않은 상태에서 앞으로 이동'하는 것이다. '경보 대회'에서 심판은 선수들의 발만 바라보며 양발이 모두 동시에 뜨는 순간이 있지 않은지 감시한다. 두 발

이 모두 공중에 뜨는 순간 그 움직임은 '달리기'가 된다. 그래서 걷기는 99% 힐스트라이크(발뒤꿈치부터 땅에 닿는 착지법)로 움직이고 다리를 필요 이상으로 들지 않기 때문에 무릎도 거의 접히지 않는다. 따라서 상체도 꼿꼿이 세우고 팔을 움직이지 않아도 된다.

반대로 달리기는 걷기에 비해서 보폭이 커지다 보니 두 발이 모두 공중에 떠 있는 상황이 나오고, 그러기 위해서는 무릎을 접어서 다리를 크게 차 올려야 하고 빠르게, 단거리를 뛸수록 상체를 앞으로 숙이게 되고 발 앞꿈치부터 바닥에 닿게 된다. 몸이 흔들리기 때문에 중심을 잡아야 하고 앞뒤나 좌우로 팔을 흔들면서 달리게 된다. 그래서 안 쓰던 근육을 많이 쓰게 된다.

사실 걷기나, 뒤로 걷기나, 달리기나 쓰이는 근육은 같다. 엉덩이, 허벅지 뒤, 무릎, 정강이, 장딴지. 똑같이 사람 다리로 하는 동작인데 다리에 달린 근육을 다 쓴다. 하지만 위에서 말한 특징들(좁은 보폭, 접히지 않는 무릎) 때문에 걷기는 추진력을 거의 장딴지에만 의존한다. 그러나 달리기는 엉덩이와 무릎을 접는 허벅지 뒤편의 참여가 늘어난다. 달리다 보면 위아래로 요동치는 몸을 유지하기 위해 복근 운동까지 된다. 단거리 달리기에서 공기 저항과 팔의 움직임까지 더해지면 금상첨화다. 달리기야말로 '걸을 때 안 쓰던 근육을 많이 써 균형을 잡아주는' 운동이다. 정 달릴 수 있는 여건이 갖춰지지 않아 양보하자면 걷기보다 고관절과 무릎의 각도 변화가 더 크게 일어나는 등산이나 계단 오르기가 추천되어야 이치에 맞다. 따라서 뒤로 걷기는 그냥 눈 가리고 걷는 것과 비슷하다.

모래주머니 차고 걷기

걷기, 달리기, 턱걸이, 팔굽혀 펴기와 같이 외부의 저항을 이용하지 않고 내 몸의 체중만 이용해서 하는 맨몸 운동들이 있다. 이런 운동을 할 때는 체중이 무거운 사람일수록 같은 동작을 해도 효과가 크게 나타난다. 몸이 무거운 만큼 움직일 때 더 큰 에너지를 요구하기 때문이다. 이 점에 착안해 약수터 체육에선 발목에 모래주머니를 묶고 뛰거나 걸으라고 말한다. 모래주머니의 무게만큼 체중이 늘어난 효과가 있고 걸음걸이가 무거워져, 같은 거리를 움직여도 살이 더 많이 빠지기 때문이란다.

그러나 여기서도 놓치는 부분이 있다. 갑자기 살이 찐 사람들은 관절이 체중 변화에 적응하지 못해 계단을 오르내릴 때마다 발목이 아프거나 뛰고 나면 무릎에 통증을 호소하기도 한다는 것이다. 단련되지 않은 사람이 맨몸 운동을 하기 전에 아령, 모래주머니 등을 이용해 급작스럽게 체중이 불어난 효과를 주면 무릎이나 발목 관절이 상하기 좋다. 걷기나 달리기는 이동 방향이 수평이다. 그런데 아령이나 모래주머니를 들면 중력과 수직 방향으로 저항이 늘어난다. 이대로는 운동이 되는 것이 아니라 중력과 수직 방향으로 작용해 몸을 떠받치는 관절에 스트레스만 주기 쉽다. 운동이 아닌 노동이 되는 것이다. 나쁜 소식은 이뿐만이 아니다. 발목에 모래주머니를 차고 걷다보면 무릎을 앞으로 들어올리기 힘들어져 자기도 모르게 골반을 바깥쪽으로 틀어 팔ㅅ자 걸음을 걷는 습관이 생긴다. 혹 떼려다 혹 붙인 셈이다. 단순히 효과가 있고 없고를 떠나서 몸을 쓰는 습관 자체를 왜곡하기 때문에 절대로 추천하지 않는다.

비슷한 효과를 보고 싶다면 중량이 수직 방향이 아닌 수평 방향이 되도록 물체를 등 뒤에 묶고 걷거나 달려야 한다. 리어카 끌기처럼 말이다. 약수터 체육의 길은 결코 쉽지 않다.

등 뒤로 손뼉 치기

천변川邊(냇가 주변)이나 체육공원에서는 가슴 앞과 등 뒤로 번갈아가며 힘차게 팔을 뻗어 손뼉을 치는 사람들을 볼 수 있다. 혈액순환을 촉진하고 굳어있는 어깨를 풀어주기 위해서라는데 과연 얼마나 효과가 있을까?

이 동작은 효과는 둘째 치고 관절과 근육이 상할 수 있어서 문제다. 가물가물하는 기억을 더듬어 국민 체조의 '등배 운동'을 하던 기억을 떠올려 보자. 발끝에 손이 잘 닿지 않아 마치 고무줄을 잡았다 놓는 것처럼 허리를 튕기는 동작을 하곤 했었다. 이처럼 일정한 목표 지점에 닿기 위해 몸의 근육에 반동反動(반대로 움직임)을 일으켜 탄성彈性(원래의 모양으로 되돌아가려는 성질)을 일으키는 스트레칭 방법을 탄도성 스트레칭Ballistic Stretching이라 부른다. 그리고 이런 탄도성 스트레칭은 부상 위험 때문에 이미 90년대부터 피트니스 계에선 금기된 낡은 방법이다. 몸에 강제로 힘을 줘 주동근主動筋을 강하게 수축한 뒤 곧바로 길항근拮抗筋의 빠른 수축이 뒤따르게 하면, 관련 근육의 염좌Distortion(근육이 늘어나거나 찢어지는 경우)나 파열Rupture(근육이 터지는 경우)을 유발할 수 있어

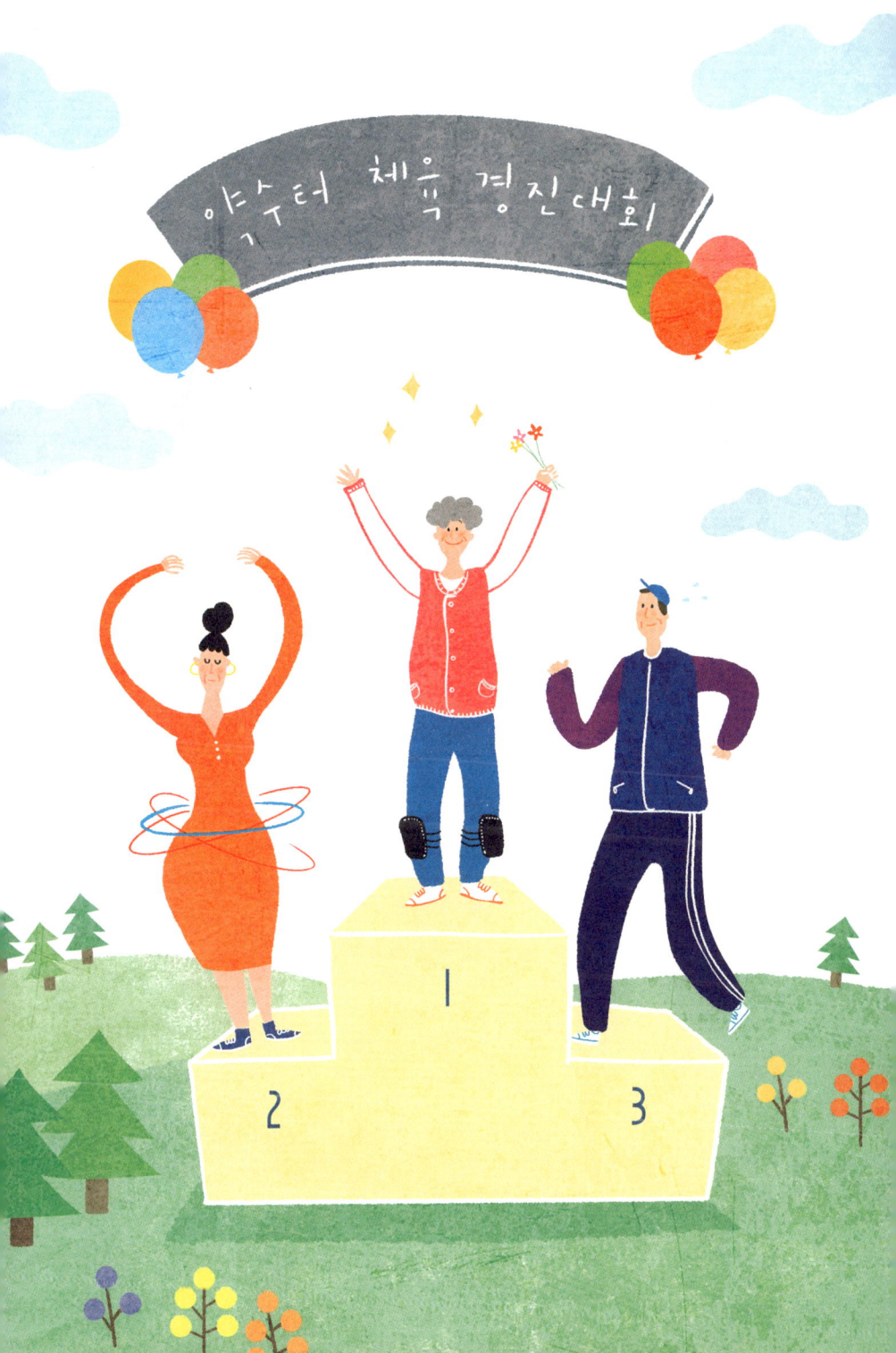

현장에서 권하지 않는다. 스트레칭을 하고 싶으면 호흡을 내쉬면서 천천히 근육을 잡아 늘이는 정적 스트레칭Static Stretching을 하도록 유도하는 것이 상식이 되었다. 따라서 어깨 관절을 풀어준다며 앞뒤로 빠르게 손뼉을 치며 돌아다니지 말 것. 대신 등 뒤로 손을 엇갈려 마주 잡거나 요가의 '소머리 자세' 같은 정적 스트레칭을 실시하도록 하자.

나무 등걸이에 등치기

근린공원이나 약수터 등에 가보면 나무 등걸이에 등을 부딪치거나 체중을 실어 강하게 비벼대는 사람들을 종종 볼 수 있다. 그 동작을 하면 결리고 뭉친 부분이 해소되고 시원하다고 말한다. 원리 자체는 요가나 필라테스에서 최근 각광받는 마사지 도구, 폼롤러와 유사하다. 인체에는 근육Muscle, 근막Fascia 같은 연부조직Soft Tissue들이 존재하는데, 운동이

TIP

정적 스트레칭(요가의 소머리 자세) 따라 하기

1. 앉은 자세에서 무릎을 굽혀 왼쪽 무릎이 오른쪽 무릎 위로 가도록 포갠다.

2. 왼팔을 등 뒤로 넘기고 오른손도 뒤로 보내 두 손을 잡는다. 두 손이 잡히지 않을 경우 수건을 이용할 수 있다. 자세 유지하며 20~30초간 복식 호흡한다. 천천히 팔을 푼다.

3. 반대쪽도 같은 방법으로 실시한다.

4. 반가부좌 자세로 돌아와 호흡을 정리한다.

부족하거나 잘못된 자세를 유지하면 딱딱하게 굳게 된다. 몸이 굳으면 만성적인 어깨 결림, 거북목, 편두통 등을 겪기 쉽다.

따라서 스트레칭이나 마사지로 이를 해소하면 통증 관리에 크게 도움이 된다. 손이 잘 닿지 않는 등 뒤나 목 뒤편은 도구를 이용해 자신의 체중을 실어 직접 마사지를 하는 방법이 최근 널리 퍼지고 있다. 야산 등지에서 나무에 몸을 비비거나 몸을 내던지던 사람들이 얻을 수 있는 효과도 이와 비슷할 것이다. 다소 요란스러워 보이지만 나름의 효과는 있는 동작이다.

땀복

약수터 체육계의 유니폼과 같은 존재, 땀복이다. 전통적으로 가장 확실하게 검증된 스포츠 웨어는 '면 티셔츠'다! 흡습성吸濕性(수분을 흡수하는 성질)과 통기성通氣性(공기가 통하는 기능)이 뛰어나 운동 중에 배출된 땀을 흡수한다. 그러나 땀복은 폴리에틸렌Polyethylene 같은 합성 섬유로 만들어 일부러 통기성과 흡습성을 제거한 옷이다. 그런데 왜 이런 옷을 입는 걸까?

소위 땀복은 예전에 운동선수들이 많이 입었다. 투기 종목 선수나 마라톤 같은 지구성 종목 선수들까지 자주 애용했다. 이 때문에 '땀복 = 전문적인 운동 장비'라는 이미지가 대중들에게 알게 모르게 자리 잡았다. 하지만 운동선수들이 땀복을 애용했던 이유는 정작 따로 있다.

첫째, 땀복을 입고 운동하면 땀이 흡수되지 않고 통기가 되지 않아 몸이 쉽게 뜨거워지기에 겨울철 체온 보존용으로 애용되었다. 둘째, 체중조절이 중요한 투기 종목關技種目(싸우는 기술을 겨루는 종목) 선수들이 일부러 땀을 많이 흘려 체중을 맞추려던 것이다. 마지막으로 마라토너들이 장시간 운동 시 체온이 높게 올라간 상태에서도 컨디션을 유지하기 위한 적응 훈련의 수단으로 사용했을 뿐이다. 더운 환경에서 운동을 계속하면 체온이 36.5도보다 올라가는 '고체온증'이 나타난다. 이 상황에서 신경과 근육 기능이 떨어지고 피로, 무기력증, 구토, 심하게는 실신이나 사망에 이를 수도 있다. 전문 운동선수들이 극한 상황에 대비하려고 일부러 땀복을 입고 운동하는 것이다. 따라서 이런 특수 목적을 지니지 않은 사람들이 운동복으로 땀복을 고집할 이유가 전혀 없다!

혹시 땀이 많이 날수록 살이 더 잘 빠지는 것이 아니냐는 질문은 사양하겠다. 땀은 수분이고 수분 배출은 체지방 분해와 다른 별도의 일이다. 오히려 땀복 때문에 지나치게 올라간 체온은 열 손상을 야기하고 건강을 해칠 수도 있다.

훌라후프

고수부지나 약수터에 가면 훌라후프 고수들이 있다. 제자리에서 한 번도 떨어뜨리지 않고 1천 개, 5천 개는 해치운다는 훌라후프 고수들 말이다. 그것으로도 만족하지 못해서 마치 웨이트 트레이닝의 '점진적 과부하 원리'처럼 지름 2m에 달하는 메가 사이즈를 돌린다든지 울퉁불퉁 도깨비 방망이 같은 훌라후프를 돌린다든지 다양한 방법으로 자신의 기예를 자랑하곤 한다.

이들의 움직임에는 크게 두 가지의 믿음이 담겨있다. 첫째는 해당 부위 운동을 하면 그 부분의 지방이 더 잘 빠진다는 부위별 살빼기 운동법Spot Reduction에 관한 것이고 두 번째는 모종의 이유로 다른 부위보다 비활성 상태에 빠져 잘 안 빠지는 지방Stubborn Fat이 존재한다는 믿음이다. 스팟 리덕션에 대한 이야기는 앞서 계속 설명했으므로 생략하기로 하고 '스터번 팻'이라는 개념에 대해서 짚고 넘어가자. 간단히 말해서 '오랫동안 쌓여서 딱딱해진 체지방은 활성이 떨어져 잘 안 빠진다'는 발상이다.

이 이론에 의하면 주변에 혈관이 발달하고, 쌓인 지 오래되지 않은 체지방은 물성이 '말랑말랑'해 쉽게 분해되는데 반해 몸에 쌓인 지 오래된 체지방은 물성도 딱딱해지고 다른 부위보다 쉽게 분해되지 않는다는 것이다. 그래서 해당 부위를, 마치 고기 다질 때처럼 밖에서 마사지로 잘 두드려주면 지방이 말랑말랑해지면서 분해되기 쉬운 형태로 변화된다는 '썰'이다.

당연히 검증된 바 없다. 훌라후프 5천 개를 해도 뱃살이 추가로 빠지는 일은 일어나지 않는다. 우리 몸의 세포는 가만히 앉아 있어도 순환한다. 부서졌다 다시 만들기를 반복한다는 뜻이고 이로 인해 외형은 변한 것 같지 않아도 시간이 지나면 전혀 다른 세포들로 체성분이 교체되게 된다. 지방세포도 마찬가지다. 스팟 리덕션과 스터번 팻은 '근내지방 → 내장지방 → 피하지방'의 분해속도 차이에서 온 결과를 오해해서 생긴

'쩔'이다. 훌라후프는 별다른 효과가 없다.

 사실 그것보다 우려스러운 점은 훌라후프가 척추 측만을 유발할 수
도 있다는 것이다. 골프, 피겨스케이팅처럼 한 방향으로만 몸을 비트는
동작을 반복하면 척추 측만증이 생긴다. 그리고 훌라후프를 하는 사람
들은 대부분 시계방향과 반시계방향 중에 자기에게 익숙한 방향 하나를
정해 몇천 번씩 돌린다. 옆구리 살을 뺀다고 돌린 훌라후프로 인해 허리
가 아파올 수 있으니 될 수 있으면 어르신들 손에서 훌라후프를 빼앗는
것이 좋다.

엄마가 약수터 체육을 즐기는 진짜 이유
이렇게 말해줘도 엄마는(혹은 아빠도) 멈추지 않으실 것이다. 엄마가 약
수터 체육에 심취하는 이유는 운동의 효과나 효능 때문만이 아닐 것이
다. 거기엔 똑같이 선캡Sun Cap을 쓰고 뒤로 걷는 친구들이 있고, 재미가
있고 외롭지 않으니까 그 재미로 약수터 체육을 하러 가는 것이다. 그러
니까 '뒤로 걷기'하러 뒷산에 간다는 엄마한테 이런 설명을 해줘 봐야 또
싸우기만 할 것이다. 그냥 엄마가 운동하러 나간다고 하면 마실 나가는
것이고 사람 만나러 가는 것이라고 생각하시라. 그러니까 "어휴. 엄마~
훌라후프 같은 거 많이 하면 관절 상해. 다쳐~"라고 살살 달래드린 뒤
약수터에 들고 가서 자랑할 수 있는 폼롤러같은 자가이완마사지 장비를
하나 쥐어 드리는 것을 추천한다. 선물은 모름지기 '자랑할 만한 것'이

최고다. '자식이 사줬다+신기한 물건' 이 두 가지 조합만으로도 엄마가 약수터 스타로 거듭나는 건 시간문제일 것이다.

육상 선수들이 러닝머신에서 뛰지 않는 이유

러닝머신,
왜 용서받지
못하는가!

26th
QUESTION

다이어트를 위해
일단 집 근처 피트니스 센터부터 등록한
초보입니다. PT 등록까진 하지 않아
'일단 피트니스 센터에 가는 것 자체에 의의를 두자'
하며 매일같이 가곤 있는데 어떤 운동부터 해야 할지
막막해 러닝머신만 주야장천 하고 있어요.
워낙 '운동 무식자'라 그런지는 몰라도
30분 정도만 뛰어도 몸이 가벼워지고
얼굴의 부기가 확 빠지는 느낌이라
나름대로는 만족하고 있답니다.
코치 D, 저 차라리 집에 러닝머신을 들여놓을까 봐요.
홈쇼핑에서 좋은 가격에 팔던데······.

콜라병 몸매 VS 콜라캔 몸매

피트니스 센터마다 매일같이 반복되는 풍경 하나. 제한된 대수의 러닝머신을 차지하기 위해 사람들이 각축전角逐戰(서로 이기려고 다투어 덤비는 싸움)을 벌인다. 간신히 자리가 나면 계기판 앞에 설치된 모니터에 시선을 고정하고 몇 시간이 넘도록 내려올 줄 모른다. 누가 뭐래도 운동 기구 가운데 부동浮動의 인기 1위가 아닌가 싶다. 그러나 러닝머신은 될 수 있는 한 멀리하는 것이 좋다. 업장을 운영하는 점주들에게 득이 되는 물건이지만 운동하려는 사람들에게는 도무지 쓸 데가 없는 기구다. 러닝머신의 최대 장점은 '편리함'이다. 그러나 편리함을 찾는 것이 운동의 본질은 아니다. 몸이 편하려면 체육관이 아니라 놀이터나 휴식 공간을 찾았어야 옳다. 운동을 하려고 마음을 먹었다면 지금 당장 러닝머신에서 내려오기 바란다. 러닝머신의 해악을 하나하나 나열해 보자면 끝이 없겠지만 가장 확실히 가슴을 찌르는 경구 하나를 옮겨보겠다.

"드럼통을 콜라캔으로 만드는 기구,
절대 콜라병으로는 만들진 못한다."

사람들은 단순히 살만 빠지는 다이어트를 바라지 않는다. 체형은 지금 모습 그대로 두고서 크기만 '축소 복사' 시켜준다고 해서 만족해 할 사람은 별로 없다. 체지방만 줄여 없앤다고 다이어트가 끝난 것이 아니다. 들어갈 곳은 들어가고 나올 곳은 나온 체형 변화를 이룩하는 것이 다이어트의 최종목표다. 따라서 러닝머신으로는 절대 이 최종목적지까

Chapter 4 다치고 운동

지 갈 수 없다. 이것은 비단 러닝머신뿐만 아니라 한통속인 실내운동기구들에 모두 해당하는 공통 사안이다. 아무리 체지방을 걷어낸다 한들 그 안에 들어찬 알맹이가 그대로라면 드럼통에서 조금 작은 콜라캔으로 변할 뿐이다. 우리는 콜라병이 되고 싶지 콜라캔이 되고 싶은 것이 아니다.

러닝머신 위에서 하는 달리기는 달리기가 아니다

셰이프 업이나 몸매 개선 효과가 신통치 않다는 점 말고도 러닝머신 위에서의 달리기는 문제가 많다. 애초에 농기구로 발명되었던 물건을 억지로 용도 변경한 지라 이는 어느 정도 예견된 일이었다. 일단 러닝머신이라는 이름부터 잘못됐다. 러닝머신은 사실상 콩글리시에 가깝고 영어권에서는 이런 제자리 달리기 기계를 트레드밀Treadmill이라 부른다. 이 본명 속에 출생의 비밀이 숨겨져 있다. 놈의 출생지는 체육관이 아닌 농장이다. 곡식을 빻거나 물을 퍼낼 때 쓰는 쳇바퀴, 트레드휠Treadwheel이 러닝머신의 조상이었다. 연자방아처럼 소나 말이 돌리는 경우가 일반적이었고 여차하면 사람이 기구를 돌리기도 했다.

그러다 지금으로부터 100여 년 전인 1913년 7월, 미국 특허청에 '트레이닝 머신'이라는 운동기구의 도면圖面이 등록된다. 발판 아래 여러 개의 롤러가 회전하며 제자리 걸음을 반복할 수 있는 기구, 오늘날의 러닝머신이다. 누군가가 트레드밀을 운동기구로 활용할 수 있다는 역발상

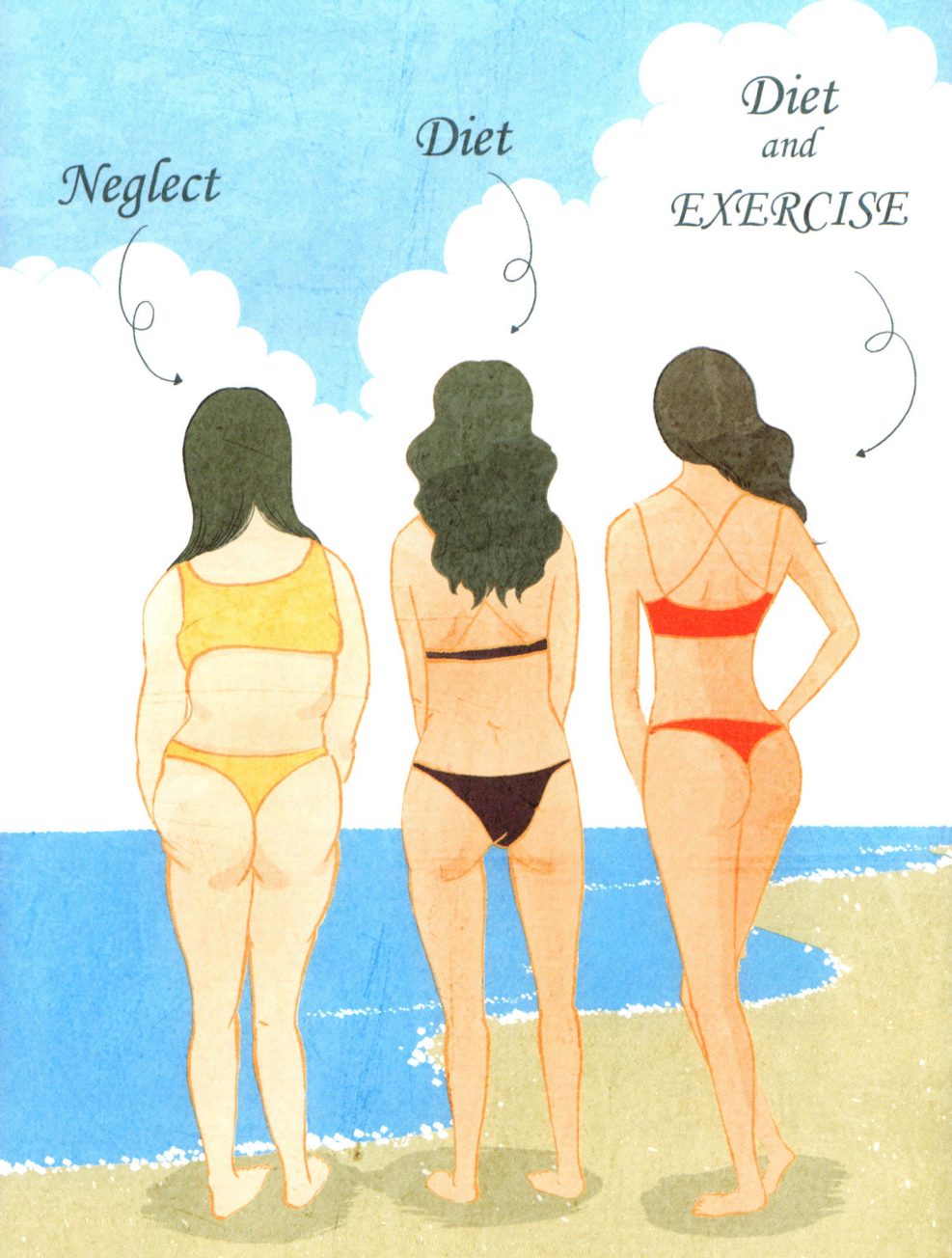

을 해낸 것이다. 그러나 이 특허 자체로는 당시에 큰 반향을 일으키지 못했다. 그러나 50여 년이 더 지난 1968년, 윌리엄 스타웁William Staub이라는 미국의 전기기술자가 모터를 이용해 자동으로 돌아가는 트레드밀을 발명하자 순식간에 분위기가 역전됐다. 소나 말을 위한 작업기구였던 것이 순식간에 사람을 위한 운동 기구가 되었다. 이 트렌드는 그로부터 다시 50여 년이 지난 오늘날까지 이어지는 중이다.

'출신 성분이 무슨 상관이랴, 효과만 좋으면 됐지'라고 생각하는 사람도 있을 것이다. 그러나 효과도 썩 좋지 않으니 문제다. 본래 달리기는 훌륭한 운동이다. 인류가 직립보행을 시작한 이래로 주욱 이어져 온 지구 상에서 가장 오래된 스포츠 종목이기 때문이다. 그러나 러닝머신 위에서 하는 달리기는 달리기가 아니다. 모양은 유사하지만 역학은 달라진다.

육상 선수들은 러닝머신 위에서 뛰지 않는다

달리기는 내 몸이 지면을 밀어내는 동작이다. 하지만 러닝머신은 움직이는 지면에 맞서 제자리에서 버티는 움직임이다. 그리하여 러닝머신 위에서 달리는 습관을 들인 사람이 실제 지상에서 달리기를 하면 허리를 필요 이상으로 꼿꼿이 세워 보폭이 짧아지고, 앞으로 다리를 뻗지 못하며 위아래로 통통 들어 올리는 걸음걸이를 보인다. 그래서 육상 선수들은 주법走法(육상에서 달리기를 하는 방법)이 망가지기 때문에 러닝머신 위에서 달리기 연습을 절대 하지 않는다. 또한 러닝머신은 '코어'에 아무런 자극을 주지 못한다. 야외에서의 달리기는 체중이 이동하기 때문에 몸의 균형을 잡는 복근, 자세 유지근들이 적지 않게 개입된다. 그러나 체중을 고정하고 제자리에서 움직이는 러닝머신 위에선 이 같은 운동 효과가 나타나지 않는다. 이런 연유로 러닝머신은 알 만한 사람들 사이에선 '피트니스 센터에서 가장 멀리해야 할 운동기구'로 악명 높은 기구다.

호갱님이라면 단언컨대 러닝머신

그런데 문득 궁금해진다. 그렇다면 왜 피트니스 센터마다 수십, 수백 대의 러닝머신을 들여놓고 적극적으로 활용하는 걸까? 사실 피트니스 센터 업주의 입장에서 러닝머신은 둘도 없는 효자다. 이것들이야말로 피트니스 센터를 먹여 살리는 '캐시카우Cash Cow'(수익창출원)니까!

　피트니스 센터는 건강관리 업무를 담당하는 서비스 업종이지만 일종의 '교육직'과도 맥이 닿는다. 시설에 상주하는 트레이너는 각종 운동법과 노하우를 회원들에게 가르쳐주는 선생님의 역할도 맡는다. 마치 교사 1인당 담당하는 학생의 수가 적을수록 수업의 질이 높아지는 학교처럼 좋은 피트니스 센터라면 회원 수에 맞춰 적절한 인력이 상주해야 한다. 그러나 직원이 늘어나면 지출이 늘어나는 경영주의 입장에선 영 달갑지 않은데, 이때 러닝머신은 훌륭한 '꼼수'가 된다. 상담, 신체조건과 경력 파악, 맞춤 프로그램 구성, 운동 지도, 사후 관리에 이르기까지 회원 한 명당 들여야 하는 복잡한 과정을 "저기 가서 러닝머신 한 30분만 타세요!" 이 한마디로 '퉁' 쳐버리게 하는 마법의 기구다. 시설주는 회원들이 찾으니까 회원들을 위해 러닝머신을 갖추는 것이라고 변명할 것이다. 하지만 러닝머신은 전적으로 시설주의 돈벌이를 위한 기구일 뿐이다. 좁은 공간에서 적은 비용으로 많은 회원을 관리하기 위해 피트니스 센터에선 그토록 많은 러닝머신이 도열堵列(많은 것들이 죽 늘어선 대열)해 있다.

전기 먹는 하마, 러닝머신

공장으로 치면 자동화 설비나 다름없는 이 인간미 없고 효과도 부실한 기구를 집에다가 들여놓고 쓰겠다면 누가 나서서 적극 말려야 할 일이다. 구매를 했던 대여를 했던 집에 들여놓는 순간 후회가 시작되는 기구가 바로 이 러닝머신이다. 층간 소음, 공간 차지, 비싼 유지비 때문에 러닝머신은 가정용 운동 기구로서 내세울 점이 없다. 물론 러닝머신을 파는 판매업체나 렌탈업자는 이렇게 말했을 것이다.

"하루 두 시간씩 한 달 내내 이용하셔도 추가되는 전기세는 단돈 만 원! 이제 비싸고 번거롭게 피트니스 센터를 찾지 마시고 한 달에 만 원으로 집에서 편히 운동하세요!"

감언이설甘言利說에 속지 마라. 러닝머신은 가전제품 가운데 가장 큰 전력량을 자랑하는 도구다. 이게 얼마나 전기를 먹는지 이해가 어렵다면 피부에 쉽게 와 닿도록 비교를 해주겠다. 러닝머신을 켜는 것은 에어

컨 한 대를 추가로 켜는 것과 같다. 여기서 광고가 주장하는 '한 달에 전기세 1만 원'의 실체가 드러난다. 홍보 자료들이 제시하는 전기세는 시간당 전력소모량에 전기세만 곱해서 단순 환산한 값이다. 그러나 가정용 전기세는 누진세가 적용된다. 평소 전기세에서 러닝머신을 사용한 만큼만 액수가 늘어나는 것이 아니라는 말이다. 늘어난 양 때문에 누진세 급간이 변해 요금이 2배, 3배로 확 튀어버리기 때문에 러닝머신을 들여놓은 가정들의 실질 전기세 인상 폭은 계산값보다 훨씬 크다. 따라서 이런 '전기 먹는 하마'는 일반용 전기를 사용하는 업장을 위해서 만들어진 물건이지 집 안에 들일 물건이 못 된다! 쿵쾅거리는 층간 소음과 비싼 유지비 때문에 곧 럭셔리한 빨래걸이로 전락하기 마련이다.

진짜 움직임을 찾아서!

그러니 이제 그만 러닝머신에서 내려오시기 바란다. 러닝머신처럼 운동의 목적을 오로지 '체지방 감소' 하나로 매듭지어 버리는 소모적 행위를 경계하라. 실제 운동 효과, 장기적인 동기 부여, 그리고 흥미 유발에 이르기까지 러닝머신은 득보다 실이 큰 악당이다. 시간 때우기용 맹목적인 유산소가 아니라 '레크레이션'이 될 수 있는 다른 운동을 찾아보시길 바란다. 모터Motor와 무한궤도가 만든 가짜 움직임 대신 진짜 움직임을 찾는 순간, 당신의 삶이 변할 것이다.

체력의 유형

피곤하다는 말을
입에 달고 사는 당신,
어떤 체력을 원하십니까?

전 다이어트보단 정말 건강과 체력을 기르는 목적으로

운동을 시작해보려 합니다.

중고등학교 시절 체력장 등급은 언제나 5등급,

지금은 지하철 계단만 올라가도 헉헉대고,

조금만 뛰어도 숨이 넘어갈 것처럼 힘든 저질 체력이거든요.

그런데 이렇게 허약한 제가 지금 무턱대고 운동을 하면

오히려 해가 될까 걱정도 돼요.

무리가 가지 않는 선에서, 생존 체력을 키워주는 운동부터

시작한 뒤 어느 정도 '베이스'가 만들어지면

그때부터 몸을 만들어보고 싶은데,

어떤 운동이 좋을까요?

체력, 어디까지 알고 있니?

운동과 담을 쌓고 지내다 숨이 턱 밑까지 차오르면 이렇게들 중얼거린다. "나는 체력이 부족해, 체력을 더 키워야겠어"라고 말하는 이들에게 이렇게 되물어 보고 싶다. "구체적으로 어떤 체력을 원하십니까?" 우리는 일상적으로 '체력 고갈', '체력 부족', '체력 증진', '체력 단련'이라는 표현을 사용하지만 막상 '체력이란 무엇인가'라는 질문을 받으면 혼란스럽다. 아니면 그저 대수롭지 않게 생각하고 '숨 안 차고 오래 움직이는 능력' 정도로 대답한다. 과연 그럴까?

체력이란 육체적 능력Physical Ability의 줄임말로 서로 성질이 다른 여러 가지 능력을 한데 일컫는 말이다. 말하자면 체력은 퍼즐과 같다. '숨 안 차고 오래 움직이는 능력'은 체력이라는 큰 그림을 구성하는 퍼즐 조각 가운데 하나일 뿐이다. 조각마다 모양도 다르고 쓰임도 다르고 어느 하나가 빠지면 큰 그림에 공백이 생긴다.

다시 '숨 안 차고 오래 움직일 수 있는 능력'으로 되돌아가 보자. 이것을 조금 어렵게 바꿔 말하면 '심폐지구력'이라고 표현한다. 여러 퍼즐 조각 가운데 지구력, 그것도 심장과 폐가 몸에 산소를 원활히 공급해주는 능력에 국한된 말이다. 그러니까 체력이 좋다는 것을 그저 숨 안 차고 오래 움직이는 것으로 여겨온 사람들은 부분을 전체로 생각하는 오류를 저지르고 있었던 것이다. 체력의 범주 안에는 심폐지구력 이외에도 최대 근력, 근지구력, 컨디셔닝, 균형 감각, 유연성, 관절 안정성 등 다양한 내용이 포함되어 있다. 예를 들어 책상 앞에서 보내는 시간이 길어지면서 현대인들의 관절은 뻣뻣하게 굳고 기력은 쇠약해졌다. 이들에게 부족한 체력 요소는 유연성과 근력이다. 이 약점 부위를 채워주는 올바른 운동법을 선택하는 것이 좋다. 그러나 대다수의 사람은 '체력=심폐지구력=유산소'라는 단순한 생각에 매몰돼 잘못된 선택을 하곤 한다. 그래서 우리 주변엔 주야장천 러닝머신 위에서 내려올 줄 모르는 사람들이 유독 많은 것이다.

'나는 기초 체력이 부족하다', '숨이 차야 운동을 제대로 한 것이다' 식의 막연한 믿음 대신 '체력을 구성하는 요소 가운데서도 나에게 부족한 것은 무엇이며 구체적으로 어떻게 보강하겠다'라는 식의 구체적인 계획이 중요하다. 이를 위해 체력을 구성하는 대표적인 요소들에 어떤 것들이 있으며 무엇이 중요하고 각기 어떻게 다른지 알아보도록 하자.

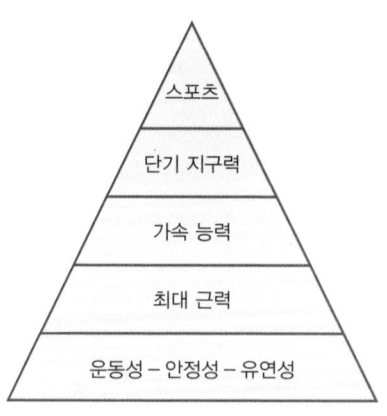

체력 운동 순서를 표현한 피라미드

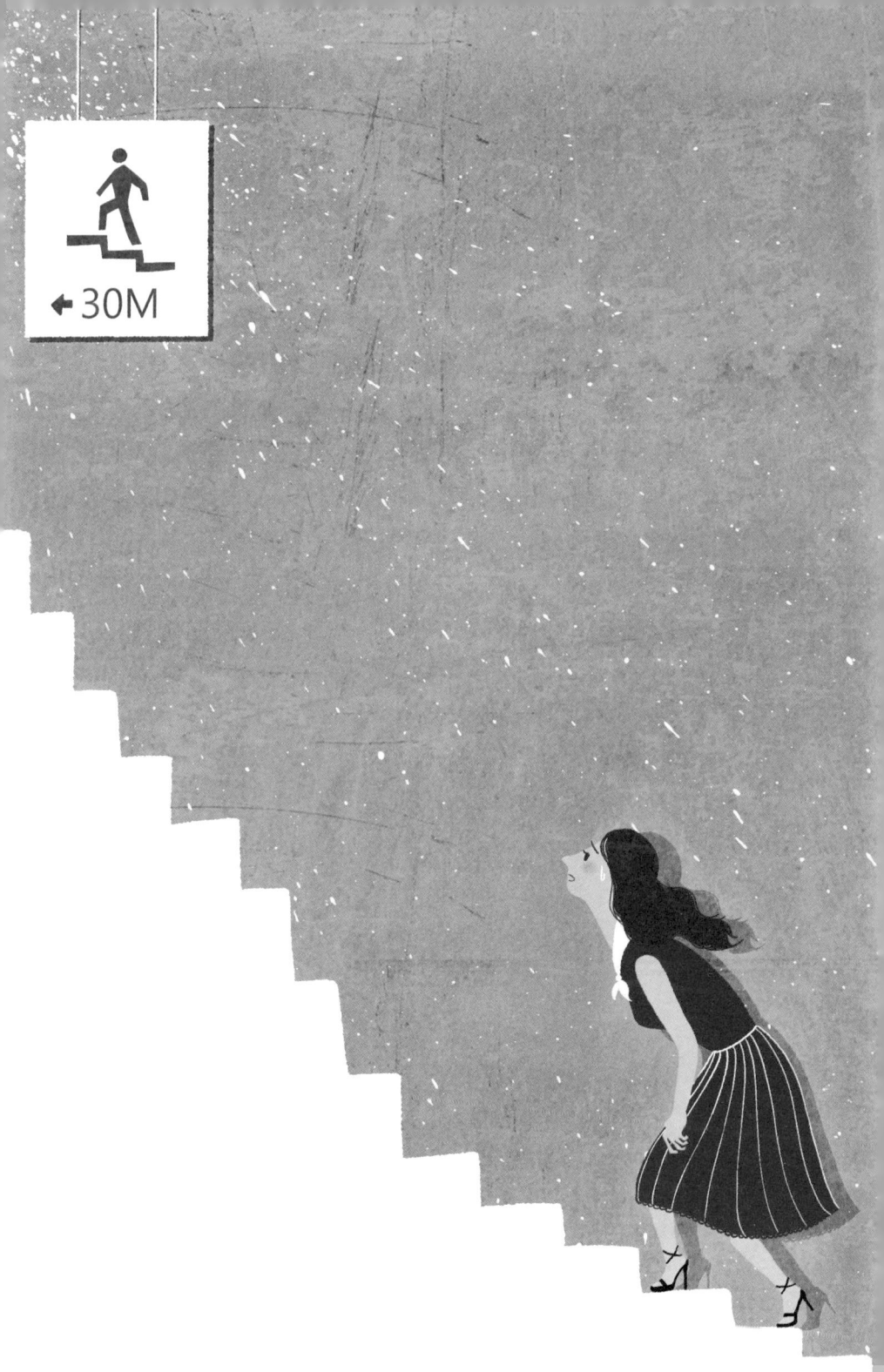

← 30M

관절 가동 능력

보이지 않는 곳에서 체력의 밑바탕을 이루기 때문에 무려 1번도 아닌 0번이다. 피라미드의 가장 아랫부분에 넣은 이유는 운동을 시작하기 앞서 가장 먼저 체크해야 할 체력요소라는 뜻이다. 이 안에는 관절의 운동성Mobility, 안정성Stability이 포함된다. 먼저 운동성에 대해 알아보자. 영어 단어를 직역한 것이라 의미가 쉽게 와 닿지 않는데 '관절의 유연함'을 생각하면 이해가 쉽다. 내가 움직이고 싶은 대로 관절을 움직일 수 있는 능력을 말한다. 간과하기 쉽지만 우리 주변엔 쪼그려 앉기가 안 되거나 만세를 하면 어깨가 아프다는 사람들이 점점 늘고 있다. 현대인은 갈수록 몸을 쓰는 일이 줄어들어 여기저기 뭉치고 뻣뻣해진 곳이 많다. 이런 몸으로 무작정 운동을 시작했다가는 크게 다칠 수 있으니 운동을 시작하기에 앞서 신경 써야 할 부분이다.

안정성은 운동성과 상호보완적인 능력이다. 안정성은 운동성과 반대로 내가 움직이기 싫은 방향에 대해 버틸 수 있는 능력을 말한다. 몸을 '차렷' 자세로 만들고 가만히 서 있거나 '앞으로 나란히' 한 상태에서 버텨보는 것 모두 일종의 안정성 운동이다. 결코 쉽지 않다! 움직임이 없도록 몸을 고정하는 것 자체가 운동이 된다. 이 역시 부상 예방과 관절 건강에 꼭 필요하므로 본격적인 운동 전에 미리 체크해야 한다.

최대 근력 Strength(힘)

무거운 것을 들어 올리는 능력, 우리가 흔히 힘이 세다고 말할 때 쓰는 그 힘이다. 역기나 아령 등으로 하는 근력 운동은 힘을 키우기 위한 것이다. 관절의 기본적인 가동 범위가 확보된 사람이라면 본격적으로 추구해야 할 첫 번째 운동 목표다. 일상 생활에 활력을 주고 스포츠 경기에서의 활용은 물론 건강 유지에도 핵심적인 필수 요소다. 실제로 성인 남자의 근력은 수명과 연관관계가 있고 힘이 센 사람일수록 오래 산다는 연구 결과가 나오기도 했다! 죽을 때가 되면 기운이 떨어지고 몸에 힘이 없다는 것은 단순한 속설이 아니었다!

가속 능력 Power, Speed

힘이 갖춰진 다음에는 여기에 약간의 양념을 더해보자. 단순히 힘을 쓰는 것을 넘어서 속력을 더하거나 방향을 바꿔가면서 움직여 보는 것이다. 힘에 속도(방향+속력)가 더해지면 움직임은 복잡하고 어려워진다. 스프린트Sprint(육상, 수영, 스피드 스케이트의 단거리 레이스), 멀리 뛰기, 점프 같은 동작은 바로 가속 능력을 기반으로 하는 운동들이다. 순발력이나 운동 신경을 필요로 하므로 단순 근력 운동보다 난이도가 높아진다.

지구력 Endurance

근지구력 Muscular Endurance

심폐지구력 Cardiorespiratory Endurance

단기지구력 Metabolic Conditioning

이제 같은 동작을 더 오래, 꾸준히 유지해보자. 지구력의 영역으로 들어온 것이다.

지구력은 다시 근육의 지구력과 심장과 폐의 지구력으로 나뉜다. 근육이 힘을 얼마나 오랫동안 지속적으로 낼 수 있느냐를 나타내는 근지구력과 온몸에 혈액과 산소를 얼마나 지속적으로 공급해줄 수 있느냐를 결정짓는 심폐지구력. 그리고 이 둘을 묶어서 최근엔 '메타볼릭 컨디셔닝Metabolic Conditioning'(최단 시간에 이루어지는 고강도 훈련)이라는 말로 표현하기도 한다. 컨디셔닝의 뜻은 '종합적 단기지구력'으로 이를 대중적인 표현을 섞어 풀이해보면 다음과 같다.

'유산소에 가까운 무산소 혹은 무산소에 가까운 유산소 운동 능력.
즉, 둘 사이의 경계에 있는 운동'

상식선에서 무산소 운동과 유산소 운동의 '느낌'은 알고 있을 것이다. 짧고 굵은 것은 무산소, 가늘고 긴 것은 유산소. 역도, 100m 달리기 같은 것은 무산소, 자전거나 마라톤 같은 것은 유산소. 유산소와 무산소 사이에 뭔가 똑 부러지는 경계가 있을 것만 같다. 그러나 세상일이라는 것이 꼭 두부 썰듯 좌우로 정확히 나누기 어려운 법이다. 우리 몸의 움직임도 마찬가지다. 가장 대중적인 스포츠, 축구를 예로 들어 보자. 전, 후반 활동 시간 90분을 모두 소화한 축구 선수의 경우, 한 경기에 평균 12km 정도를 뛰게 된다고 한다. 거리만 봐서는 유산소 운동 같은데 공을 잡고 문전쇄도 하거나 볼 다툼을 하는 장면은 무산소 같기도 하다. 이렇듯 주로 필드&트랙 스포츠에서 실질적으로 활용되는 단기지구력을 컨디셔닝Conditioning이라고 부른다.

이처럼 체력을 구성하고 있는 각각의 퍼즐들이 모두 중요하지만 먼저 채워야 할 순서는 존재한다. 기본적인 유연성도 안 되는 사람이 격투기를 하겠다며 나서다가는 다칠 것이고 가속 능력도 갖춰지지 않은 사람이 무조건 컨디셔닝 프로그램을 강행한다면 너무 힘들어 흥미를 잃을 것이다. 그래서 이 퍼즐 조각들은 일종의 탑을 쌓는 피라미드로 나타낼 수 있다. 그리고 그 첨탑에 이르면 '스포츠'라는 큰 그림이 완성된다.

나에게 필요한 퍼즐을 찾아라

지금껏 막연하게 여겨왔던 체력에 대해 바로 알자. 움직이기에 앞서 나에게 부족한 능력은 무엇인지 정확하게 진단하고 올바른 운동 방향을 세우자. 방향 자체가 잘못된 운동법은 아무리 열심히 해도 공염불空念佛(마음 없이 입으로만 외는 헛된 염불)이 된다. 관절 가동 능력이 부족한 사람이라면 자가 마사지나 스트레칭을, 안정성이 부족하다면 자세유지근을 적극적으로 자극하는 필라테스를 시작해야 올바른 선택이다. 지팡이를 짚는 노약자에겐 근력 증진이 최우선일 것이고 강력한 자극을 원하는 운동선수에게는 서킷 트레이닝Circuit Training(종합 체력 트레이닝)이 필요하다. 운동에도 맞춤 처방이 필요하고 내 몸을 알기 위해서는 스스로를 잘 알아야 한다. 이제 '체력 부족'이라는 말을 입에 올리기 전에 무엇을 먼저 해야 할지 감을 잡았을 것이다.

헬스장 환불 테크닉

갑 중의 甲,
헬스장에서
돈 떼이지 않는 방법

28th
QUESTION

얼마 전 오랫동안 다니던 헬스장에서

언성을 높이고 싸워버렸어요.

PT를 끊었는데 갑자기 이사를 하게 되면서 환불을

요구했더니 응대부터 싫다는 티를 팍팍 내더라고요.

원래 약관에 취소하면 위약금을 내야 한다면서

말이 바뀌는 것도 그렇고……

이것 때문에 스트레스를 받아 미칠 것 같습니다.

헬스장의 환불 원칙, 원래 이런 건가요?

헬스장의 '호갱님'이 되지 않기 위해

미리 숙지해야 할 점, 그리고 나중에 당당하게

요구할 사항들을 좀 알려주세요!

들어올 땐 마음대로지만 나갈 땐 아니란다? - 장기 할인의 덫

운동하기 좋은 피트니스 센터를 고르는 기준은 무엇이 있을까? 입지, 시설, 프로그램의 질? 그러나 많은 사람들이 가격 조건에 크게 흔들린다.

3개월에 10만 원, 10회 이상 등록 시 1회 무료, 연 회원권 파격 할인, 오픈 기간 프리 세일Pre Sale……. 이를 놓고 피트니스 센터와 '고객님' 사이의 본격적인 줄다리기가 시작된다. '체리피커Cherry Picker'(자신의 실속만 차리는 소비자)가 되고 싶어 하는 소비자와 최대 수익을 남기려는 업주 사이의 치열한 '밀당'……. 좋은 기회인 줄로만 알았던 프로모션의 정체가 '빛 좋은 개살구'였음을 깨닫게 되기도 하고 아무도 몰랐던 곳에서 소비자의 권리를 되찾기도 한다. 질문과 같은 억울한 일들은 더 이상 강 건너 불구경이 아니다. 현명한 소비자로서 태도를 갖추지 않으면 얼마든지 당신에게도 일어날 수 있는 일이다. 이 같은 일을 미연에 방지하기 위해 알아두면 좋을 이야기들을 모아 봤다.

호텔 부속, 대형 체인, PT샵… 영업 형태에 따른 차이를 숙지한다

의욕에 넘쳐 '묻지 마' 등록을 하지 말고 자신이 계획한 비용과 시간을 점검해보자. 생각보다 고려해볼 사안이 많다. 먼저 업장의 영업 형태다. 피트니스 센터 하면 길에서 쉽게 볼 수 있는 '헬스 클럽'만 떠올리기 쉽지만 영업 형태는 의외로 다양하다. 고액의 분양가를 자랑하는 호텔 부속 업체부터 소규모 PT샵까지 저마다 특색과 장단점이 분명하다.

고급스러운 서비스가 보장되고 콘도나 골프장 회원권 분양처럼 재테

크를 겸할 수 있는 '호텔 피트니스 회원권'을 찾는 이들도 있다. 그러나 막상 가까이 가보면 일반 피트니스 센터와 다른 생소한 면모에 놀라기 쉽다. 의무 보증금 제도(일정 기간 이상 멤버십을 유지했을 때에 한해서 돌려받을 수 있는 약정 금액), 연회비 제도, 거래 수수료, 취득세 납부 등 숨겨진 비용이 존재하고 그 절차가 까다롭기 때문에 정말 자신에게 필요한 선택인지 신중히 결정하자.

2000년대 들어서 등장한 '대형 체인' 형태의 피트니스 센터들은 도심 지역에 위치한 상징성, 유명 연예인 유치, 화려한 인테리어 등을 무기로 트렌드를 선도했다. 또한 이전까지 운동선수들 내지는 몇몇 호텔 피트니스 회원들 사이에서 주로 이루어지던 PT(퍼스널 트레이닝) 서비스를 대중화시키면서 크게 인기를 끌었다. 그러나 초기 투자 비용을 회수하기 위해 무리한 영업 경쟁을 벌이다 여러 업체들이 잇달아 도산倒産(기업이 망하는 것)하면서 이것이 사회적 문제가 되기도 했다.

이런 시장의 변화를 틈타 2000년대 후반 부상한 영업 형태가 이른바 'PT샵'들이다. 1:1 관리에 대한 고객들의 요구가 늘어나고 시장에 유입되는 트레이너들의 수 역시 늘어나면서 이 같은 발상이 가능해졌다. 대형 체인 등지에서 경력을 쌓다 독립한 트레이너들이 오피스텔, 일반 상가를 빌려 상대적으로 소자본 창업을 한다. 시설 규모를 대폭 줄였기 때문에 대형 센터에 비해 초기 투자 비용과 운영비가 절약된다. 덕분에 퍼스널 트레이닝 서비스를 더 저렴하게 제공해 인기를 끌었다. 하지면 시설 면에서 대형 센터에 미치지 못하는 경우가 대부분이라 개인지도 시간 이외에 시간엔 자유로운 이용이 어렵고 이는 '운동을 배우는 곳'과 '실제 운동을 하는 곳'을 따로 두게 하여 이중으로 돈을 써야 하는 문제점을 낳기도 한다. 결국 예산 규모, 사우나나 수영장 같은 부대시설 이용 빈도, 자신의 운동 목표를 꼼꼼하게 따져보고 가장 합리적인 선택을 하도록 한다.

영업 사원을 통한 등록은 신중히

인터넷 홈페이지나 전단지 등에 가격을 명시하지 않은 시설을 찾아 상담받을 때는 주의하도록 한다. 소비자를 현혹하는 마케팅 수법을 쓰기 쉽기 때문이다. 특히 회원권 판매만 전담하는 별도의 영업 사원을 둔 대형체인들 내에선 이 같은 경우가 빈번하다. 영업 사원에게서 '3개월 이상 등록하면 연회비 면제'라는 말을 들었는데 사실 원래부터 연회비가 존재하지 않았다거나 정상가를 실제보다 부풀려 말한 뒤 대폭 할인해주는 척 포장하는 경우가 대표적이다. 그래서 같은 센터의 같은 회원권이라도 누가 어느 영업사원을 통해서 샀느냐에 따라 가격 차이가 수십만 원 이상 벌어지기도 한다. 회원권 판촉을 위해 마치 보험처럼 영업 사원을 고용해 실적 경쟁을 시키다 보니 이런 경우가 발생한다. 사기를 당하거나 손해를 보는 것은 아니지만 나중에 알게 되면 씁쓸해질 수밖에 없는 상황이다. 따라서 센터를 통해 직접 등록하지 않고 영업 사원을 통해 회원권을 구매하거나 양도 받을 때는 보다 더 신중을 기해야 한다.

3개월 이상 장기 등록은 피한다

길에 내걸린 피트니스 센터들의 홍보물 가운데는 '1개월에 10만 원, 3개월에는 15만 원', '6개월 이상 등록 시 반값' 같은 파격 할인을 내세운 문구를 쉽게 찾아볼 수 있다. 이처럼 파격적인 장기등록 할인 행사가 노리는 것은 당신의 작심삼일作心三日 정신이다. 사실 피트니스 센터에 등록한 사람 가운데 태반은 일주일 이내에 발길을 끊는다. 대폭 할인을 받았다지만 1개월 이용권에 비하면 큰 돈을 맡겨놓고 다시 찾지 않는 이들이야말로 피트니스 센터의 입장에서는 고마운 분들이다. 장기등록은 겉보기에는 큰 할인을 받고 소비자에게 몹시 유리한 제도처럼 보이지만 웬만큼 성실한 사람이 아니라면 모든 혜택을 다 누리기 어렵다. 결국 앉아서 돈을 버는 것은 피트니스 센터 쪽이다. 주 2회 이하로 운동하는 사람이라면 정기등록을 하지 않고 그때 그때 일일 이용권을 이용하는 편이 결과적으로 더 저렴할 수도 있다. 따라서 3개월 이상의 장기 등록은 가급적 피할 것을 권한다. 특히 처음 개장하는 피트니스 센터의 '프리세일Pre Sale'의 경우 더더욱 그러하다. 초기 투자 비용을 떠안고 있는 데다 수익성 역시 확실하지 않은 신규 시설에 무작정 장기 등록하는 것은 위험하다.

환불도 당연한 소비자의 권리

프로모션에 혹해 6개월 이상 되는 장기 할인으로 등록하고서 뒤늦게 후회가 찾아왔다. 결국 긴 시간 꼬박꼬박 출석도장을 찍는 것은 무리라고 생각되어 환불을 받기로 했는데 불가능하다는 답변이 돌아왔다. 센터

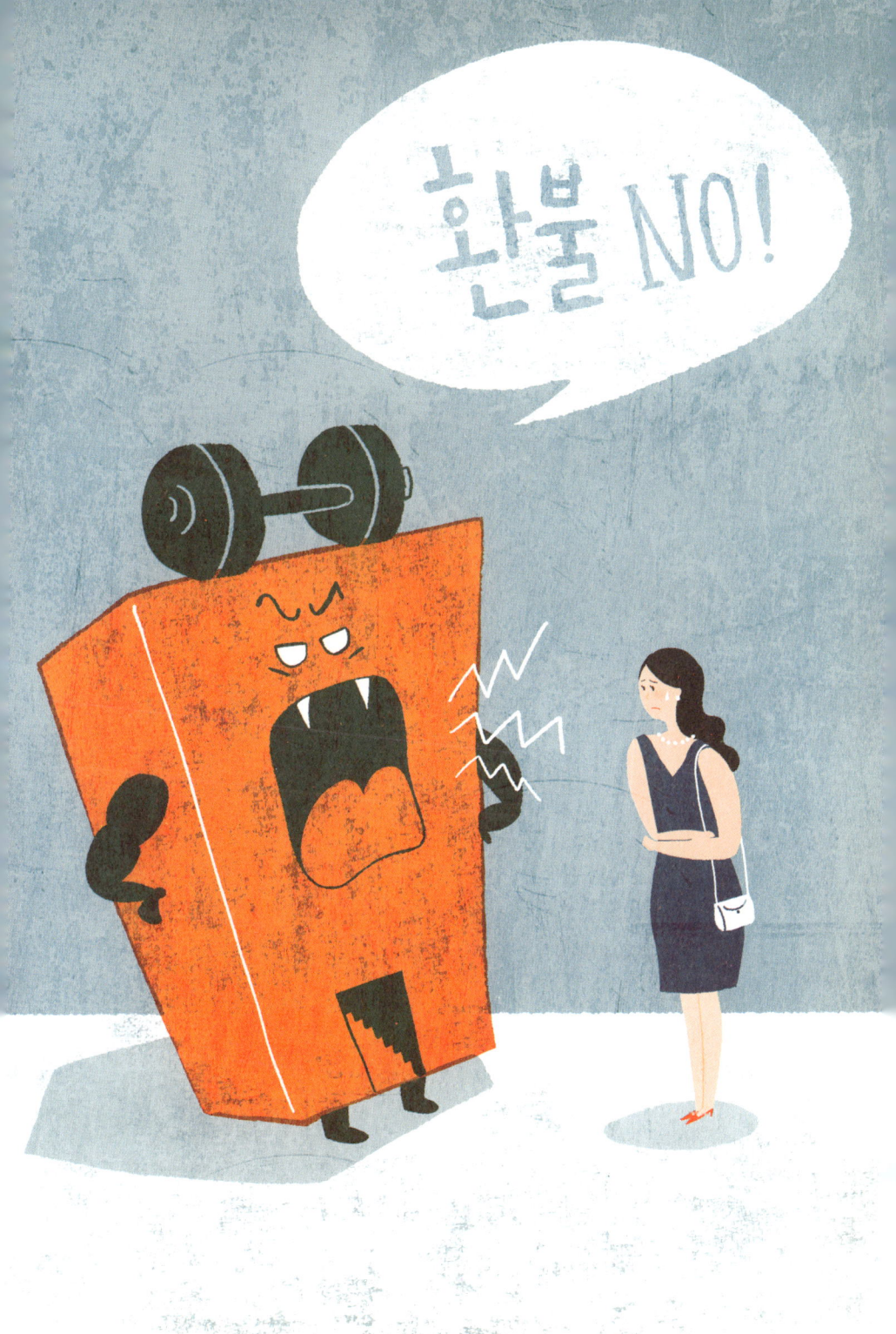

측에선 회원 가입 계약서를 작성할 때 동의한 '특약' 조항 때문에 중도 환불은 원칙적으로 불가능하다는 대답만 반복한다. 과연 그럴까? 그렇지 않다!

피트니스 센터 이용료도 마치 학원 수업료처럼 중도 환불받을 수 있다. 이는 요가학원, 댄스학원, 체형관리원, PT샵과 같은 체육 관련 업종 전반에 해당하는 내용이다. 개인이 설정한 특약도 현행법상의 약관법을 위반하면 무효다. 회원이 건강, 이사, 단순 변심 등의 이유로 중도 환급을 요구하면 '소정의 위약금과 이용 일수에 해당하는 수강료를 공제한 나머지'를 당연히 되돌려 줘야 한다. 위약금은 상식선에서 전체 금액의 10% 내외로 책정된다.

단 피트니스 관련 시설 가운데는 '체육시설'이 아닌 '학원 및 교육시설'로 허가를 받은 경우도 많기 때문에 이 경우는 체육시설의 환불과 다른 기준이 적용된다. 학원의 경우 일단 교습이 시작되면 전체 수강료의 3분의 1을 위약금으로 공제하고 전체 교습 기간의 절반이 지나면 교습비가 반환되지 않는다. 겉보기엔 비슷한 업종이지만 어떻게 등록되어 있느냐에 따라서 이처럼 환불 가능 기간과 위약금 내역이 다를 수 있다. 물론 가장 확실하고 안전한 방법은 앞서 말했듯이 1개월 이상의 장기 등록을 피하는 것이다.

PT 비용도 카드결제 및 환불이 가능하다

그렇다면 퍼스널 트레이닝 비용은 과연 어떨까? 원칙적으로는 퍼스널 트레이닝 비용도 카드결제, 현금 영수증 발급, 중도해지 시 환불이 가능하다. 다만 문제는 업계의 속사정 때문에 이 같은 원칙이 제대로 지켜지지 않고 있다는 사실이다. PT를 받는 사람들 대부분이 사업자 등록증을 가진 센터와 계약을 하는 것이 아니라 자신의 전담 트레이너와 개인 대 개인으로 거래를 하기 때문에 문제가 복잡해진다. 원론대로라면 PT 비용은 해당 피트니스 센터에 고용된 직원에게 프리미엄 서비스를 받기 위해 내는 추가 금액이다. 그러나 상당수의 피트니스 센터들이 수익성을 극대화하기 위해 트레이너들을 직접 고용하지 않고 시간제로 고용하거나 세금 문제를 피하고자 할인을 내세워 개인 간의 현금 거래를 유도한다. 이러한 경우 책임 소재가 모호해져 차후 문제가 생겼을 때 해결이 어려워진다. 따라서 현금 할인이나 현금영수증 발행 거부가 실은 편법에 가까운 행동임을 숙지하고 불안하다면 조금 번거롭고 비용이 더 발생하더라도 정식 서면 계약을 맺도록 하자.

Chapter 4 닥치고 운동

운동성 오르가슴의 원인

오르가슴,
그 이상
코어가즘

낯뜨거워 쉽게 꺼내기 어려운 이야기인데요.

헬스장에서 운동을 하다 보면 몸이 간질간질하면서

순간 뭐랄까 '오르가슴' 비슷한 느낌을

받을 때가 종종 있어요.

부끄럽지만…… 사실입니다. 이거 일종의 착각인가요?

아니면 제가 하는 운동에 무슨 문제가 있었던 걸까요?

남들도 이러는 건지, 저만 이러는 건지

어디 속 시원하게 터놓고 물어볼 수도 없고…….

코치 D, 이런 거 들어본 적 있나요?

운동 중에 '오 선생님'을 영접한다?

먼저 질문자분께 드리는 말씀. 걱정하지 마시라. 당신은 잘못되지 않았다. 아마도 그 묘한 느낌은 실제 '오르가슴'이었을 가능성이 크다! 이 같은 현상을 따로 부르는 EIO Exercise-Induced Orgasms (운동성 오르가슴)라는 용어가 엄연히 존재하고 있으니 완전히 허무맹랑한 이야기는 아니다. 체육관에서 혼자 열심히 운동을 하고 있는데 '찌르르'한 기분이 들었다는 여성들의 숫자가 생각보다 적지 않다는 말이다. 50년대에 발표된 지상 최대의 섹스 연구, 〈킨제이 보고서 Kinsey Report〉에도 이 운동성 오르가슴이 언급되고 있다니 이는 비단 어제오늘의 일도 아니다. 누군가와 신체접촉을 하거나, 운동을 하면서 야릇한 공상에 잠기지도 않았는데, 대체 왜? 무엇 때문에 이런 현상이 일어나는 걸까?

이 '운동성 오르가슴'이라는 현상을 최초로 체계화해서 세상에 널리 알린 데브라 허베닉 Debra Herbenick 박사의 의견을 들어보자. 박사와 연구팀은 운동 중에 명백한 오르가슴을 느낀 여성 124명, 오르가슴까지는 아니어도 성적인 흥분감을 경험한 여성 246명을 대상으로 인터뷰를 했다. 2011년 허베닉 박사의 연구 발표에 따르면 이 '운동성 오르가슴'은 운동의 종류와 모종의 연관성을 맺고 있는 것 같다. 응답자의 과반수(51.6%)가 특히 '복근 운동'을 하던 도중 오르가슴을 느꼈다고 말했다. 그밖에도 중량 운동(26.5%), 요가(20%), 자전거(15.8%), 달리기(13.2%), 걷기(9.6%)가 그 뒤를 이었다.

복근 운동이 오르가슴으로 가는 지름길일까?

과연 오르가슴의 열쇠는 복근 운동이었을까? 게다가 복근 운동도 종류가 한 가지가 아니거늘 무조건 윗몸 일으키기만 한다고 '오 선생님'을 만나게 된다는 뜻은 아닐 것이다. 여기선 이미 5, 6년 전부터 영문 웹을 중심으로 떠돌던 속설이 힘을 얻는다. 사실 영문 웹에선 2000년대 중반부터 코어가즘Coregasm이라는 신조어가 돌고 있었다. 몸의 중심부 근육을 뜻하는 코어Core와 오르가슴Orgasma을 섞은 말이다.

코어가즘이라는 용어가 처음 사용된 계기는 미국에 사는 어원 코스그로브Alwyn Cosgrove라는 사람이 제공했다. 그는 개인관리를 해주는 피트니스 트레이너였는데 자신의 고객 중에 이름을 밝힐 수 없는 포르노 배우(여자)가 한 명 있었다고 한다. 그런데 어느 날 개인지도를 받던 중 그 아가씨가 밝히길……

"선생님, 행잉 레그 레이즈Hainging Leg Raise를 할 때마다
그게 느껴져요!"

어원은 '그냥 그런가 보다, 특이한 사람도 있구나' 하고서 그냥 넘어

TIP

코어Core란?
피트니스에서 몸의 중심부에 위치한 근육들을 통틀어서 부르는 말.

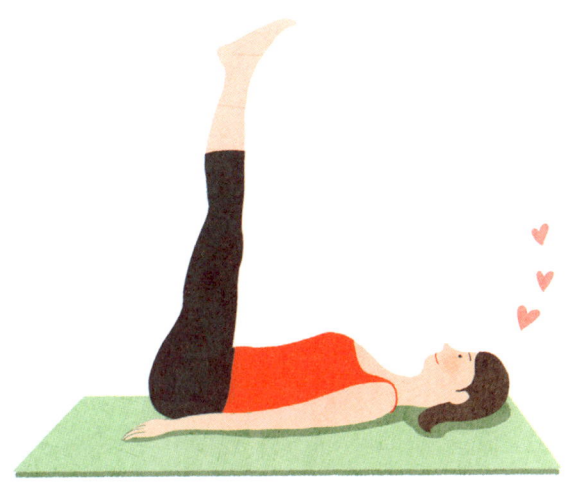

누워서 하는 일반 레그 레이즈

갔다. 그리고 시간이 흘러 그 날의 경험담을 자기 홈페이지에 지나가는 투로 언급했더니 '실은 저도 비슷한 경험이…….', '나도, 나도!'하는 피드백이 줄을 이었다는 것이다. 그로 인해 코어 운동을 하던 도중에 느끼는 오르가슴, 즉 코어가즘이라는 신조어가 탄생했다. 이를 계기로 피트니스 업계에선 입에서 입으로 '코어 운동을 하면 성감이(혹은 정력이) 좋아 진다'라는 소문이 퍼지기 시작했다.

답은 골반 기저근Pelvic Floor Mucle에 있다!

이제 슬슬 답이 좁혀지는 것 같다. '운동 중 오르가슴을 느낀 여성들의 절반 이상이 복근 운동을 하던 중이었다'는 허베닉 박사의 보고와 '행잉 레그 레이즈를 하던 여자 회원이 성적性的흥분을 느꼈다'는 어윈의 회고, '코어 트레이닝을 하면 코어가슴을 느낀다'는 소문이 겹쳐지는 공통분 모를 찾으면 거기에 '운동 중 오르가슴'의 답이 있지 않을까?

복근, 코어, 레그 레이즈가 서로 겹치는 지점에 바로 '골반 기저근Pelvic Floor Muscle'이 존재한다. 필라테스에서 4대 심부근深部筋(근육의 가장 깊숙한 부위)이라고 불리며 코어 근육 가운데 겉으로 쉽게 드러나지 않은 깊은 곳에 있는 근육이다. 골반 기저근은 이름처럼 골반 바닥을 받쳐주는 근육이다. 골반Pelvis의 어원은 '양푼'을 뜻하는 라틴어에서 왔다. 즉 골반뼈는 둥그렇게 푹 파여 뱃속의 각종 장기들을 담고 있는 모양을 하고 있는데, 그 바닥을 받쳐주는 근육이 바로 골반 기저근이다. 질, 요도, 항문(직장)과 연관되어 있고 배변, 출산, 섹스 시 알게 모르게 작용한다. 그러나 이 골반 기저근이 약해지면 요실금尿失禁 같은 여성 질환으로 발전하기도 한다.

어찌 보면 건강에 지대한 영향을 미치는 근육인데 겉으로 드러나는 근육이 아니니, 의식적으로 단련할 방법을 몰라 더욱 약해지는 부위기도 하다. 특히 출산과 노화를 겪으며 골반 기저근이 약해졌을 여성들에게 '케겔 운동'(질 주위 근육을 조였다 펴기를 반복하는 골반 근육 강화 운동)이 많이 권해진다. 마치 항문에 힘을 주는 것이 케겔 운동인 줄 착각하지만 소변을 보는 도중에 일부러 멈춘다는 느낌이 올바르다. 케겔 운동을 할 때 여성들이 바로 골반 기저근을 움직이는 것이다.

이 골반 기저근을 의식적으로 운동시킬 수 있는 또 하나의 방법이 앞서 나온 코어가슴 유발자, '레그 레이즈Leg Raise' 되겠다. 다소 의아하게 생각할 것이다. 인터넷상의 토막상식부터 일선 현장에서 만나는 트레이너들까지 많은 곳에서 레그 레이즈를 '하복부 운동'이라고 말한다. 하지만 우리가 다리를 들어 올릴 때 실제로 복근보다 고관절을 접는 속 근육인 '장요근腸腰筋'이 더 크게 자극되며, 골반 기저근 또한 자극되는 것이다. 매달리거나 서 있는 상태가 아니라 누워서 허공을 향해 다리만 들어 올려도, 해당 지점(골반 기저근)에 힘을 준다고 인식하지 않아도 골반 기저근이 자극된다.

바로 이 지점이 '코어가슴'의 비밀이 아닐까 생각된다. 여성의 섹스라이프와 밀접한 연관이 있는 골반 기저근을 자극해 자기도 모르는 사이 '오르가슴'을 유도하는 동작. 아직 정확한 통계와 양적인 실험을 통해 명확한 결론이 나온 것은 아니지만, 골반 기저근의 단련이 여성의 건강과 성생활에 있어 긍정적인 관련을 맺고 있는 것만은 확실하다. 물론 레그 레이즈로 구성된 코어 운동을 한다고 모든 여성들이 오르가슴을 느낄수 있는 것은 아닐 것이다. 그러나 이 운동이 더 나은 성생활과 건강으로 가는 키를 제공해 줄 것은 믿어 의심치 않는다.

지금부터 도전해보자. 특별한 도구도 장소도 필요 없다. 그저 바닥에 매트 한 장 깔고 누워 천천히 다리를 하늘 위로 올렸다 내렸다를 반복하면 된다. 코어 운동과 함께 새로운 경험에 도전해 보는 것도 좋을 것이다.

가슴 커지는
운동을
가르쳐주으리?

분명 데뷔 초엔 밋밋했는데 최근 들어 가슴이 몰라보게
풍만해진 '글래머' 여배우의 인터뷰를 보니
다 운동 덕이라고 이야기를 하더라고요.
물론 '혹시 수술이 아닐까'라는 의혹을 거둘 순 없지만
제게도 조금의 희망이 보이네요.
그녀의 인터뷰 답변에 따르면 '가슴 탄력을 높이는 운동을
꾸준히 했더니 시각적으로 커 보이더라'는 건데…….
이게 정말 가능한가요?
하긴, 생각해보니 뱃살도 늘어났다 줄었다 하고,
운동선수들의 팔다리도 얇아졌다 두꺼워졌다 하잖아요?
코치 D, 1초라도 빨리 답변을 주세요.
지금 당장 가슴 운동하러 갑니다!

뭇 여성들의 간절한 소망을 담은 질문들이 있다.

- "가슴 운동을 하면 가슴이 커질까요?"
- "가슴 모양을 잡아 주는 운동, 처진 가슴을 끌어올리는 운동이 있을까요?"

그리고 그 염원을 반영하기라도 하는 듯 피트니스 센터에선 '펙 댁 플라이 머신Pec Deck Fly Machine'앞에 줄을 선 여성들을 종종 볼 수 있다. 근력 운동이라면 질색하는 여성들도 이 운동기구 앞에선 일부러 기다리고는 한다. 가슴 근육을 좌우로 모아주는 듯한 움직임이 혹시나 하는 기대를 불러일으킨다. 과연 진실은 어떨까? 가슴과 운동 사이에 얽히고설킨 이야기를 지금부터 알아보자.

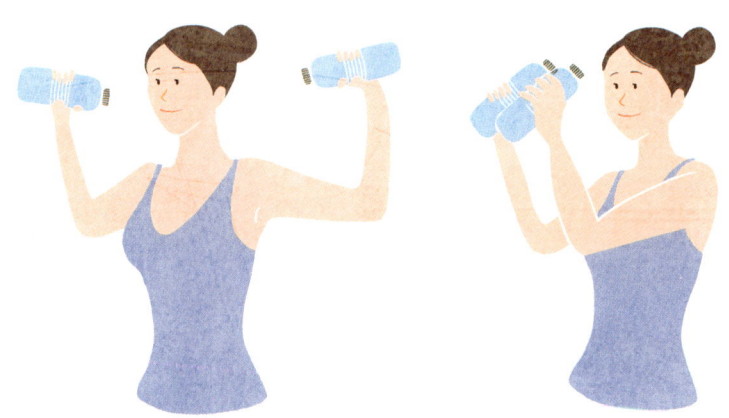

가슴 아픈 가슴의 이야기

사실 여성의 가슴은 직립보행이 시작되면서 떠안게 된 일종의 짐이다. 가슴은 팔이 움직이는 것을 막고 제멋대로 흔들려 몸을 불편하게 한다. 한술 더 떠 허리나 어깨의 통증을 유발하기도 한다. 남녀불문 풍만한 가슴을 선호하지만 정작 가슴이 큰 여성들 가운데는 아프다는 이유로 축소수술을 고민하는 경우도 많을 지경이다. 생활습관이나 신체조건이 유사한 남성들에 비해 상대적으로 여성들은 '운동 신경'이 떨어지는 것이다. 단순한 달리기만 해도 유방은 '3차원적으로' 충격을 받는다. 전후, 좌우, 상하에 이르기까지 거의 아라비아 숫자 8의 형태로 움직이며 충격을 받는다. 달리기나 점프 동작을 할 때 팔을 마음껏 내젓지 못하고 어쩔 줄 몰라 하는 여성들의 모습을 '내숭'이라며 이해 못 하는 남자들이 꼭 있다. 그러나 그들의 어깨 골격을 15% 정도 줄이고 가슴 위에 500g짜리 물주머니를 하나씩 달아준 뒤 운동을 시켜보면 똑같은 포즈를 취할 것이 뻔하다. 이처럼 운동하는 여성들에게 있어 유방은 가장 큰 장애물이나 다름없다!

따라서 운동을 마음먹은 여성들은 반드시 운동 전 스포츠 브래지어를 착용하는 것이 좋다. 스포츠 브래지어, 그것도 기능성을 탑재한 전문 브랜드의 제품들을 권한다. 예외적으로 A컵 이하의 여성들은 아예 '노브라'로 운동해도 별다른 불편함을 못 느낀다고 고백하는 경우도 많지만 B컵 정도만 되도 거의 무조건, 스포츠 브래지어를 착용하는 것이 좋다. 그러나 이유는 여기서 그치지 않는다. 스포츠 브래지어를 착용해야 하는 또 다른 이유는 바로 유방 하수(가슴처짐)을 미연에 방지하기 위해서다.

무서운 가슴 이야기 – 유방 하수

유방 하수란 단순히 가슴 모양이 나빠지거나 가슴선이 아래로 내려가는 것이 아니라 유두가 지면을 향하는 방식으로 변하는 수준을 말한다. 여성들의 가슴처짐은 켄터키 대학 성형외과의 브라이언 링커 Brian Rinker 교수팀이 2008년 발표한 논문 「가슴미학에 관해 끼치는 모유 수유의 영향The Effect of Breastfeeding on Breast Aesthetics」에서 지목된 4대 원인이 가장 일반적이다. 링커 교수팀은 유방 하수가 발생한 여성 132명의 8년 간 의료기록을 추적해 가슴처짐을 유발하는 4대 원인을 선정했는데 다음과 같다.

흡연

흡연은 피부 탄성을 감소시켜 유방 쪽 피부가 쉽게 처지도록 만든다!

체중

과체중과 비만일수록 가슴처짐이 흔하게 나타났다.

잦은 체중 변화

디이어트와 요요현상을 반복한 여성들은 특히 가슴처짐이 두드러진다.

임신과 출산

임신과 출산 횟수가 많을수록 가슴이 처진다.

여기서 임신과 출산 항목을 좀 더 집중적으로 살펴볼 필요가 있다. 사람들은 '수유'가 유방 하수를 유발한다고 막연히 믿고 있다. 가슴에 가해지는 외부 충격이 모양을 변화시킨다고 말이다. 그러나 실제 조사 결과 가슴을 강하게 빨아 당기는 수유보다는 임신과 출산이라는 행위 자체가 결정적이었다. 수유를 하기 위해 젖샘이 발달하면 가슴이 부풀고 이로 인해 가슴의 유선조직과 지방 사이의 밀도차가 커지면서 유방 전체에 가해지는 힘이 늘어나 수유를 하지 않아도 가슴이 처지는 것이었다! 결국 가슴처짐을 유발하는 두 원인은 자기 자신이 만든 건강하지 못한 생활습관(흡연, 요요현상)과 중력 그 자체에 있는 것이다. 그러니 '가속도'가 붙는 스포츠 활동 도중에는 이를 잡아주는 스포츠 브래지어의 영향이 절대적이라고 할 수 있다.

혹시 운동을 통해 몸매 관리를 하면 망가졌던 가슴의 모양이 되돌아오지 않을까하는 기대를 하는 사람도 있을 것이다. 조금 슬프지만 답은 '현실적으로 어렵다' 되겠다.

처음에 말한 펙 댁 플라이 이야기로 돌아가 보자. 펙 댁 플라이는 그 모양 때문에 '가슴 모아주는 운동이라'는 믿음을 은연중에 심어주지만 사실 효과가 없다. 가슴 운동을 한들 근육의 부피 변화가 가슴의 실제적 크기 변화로 절대 이어지지 않는다. 따라서 가슴의 사이즈 자체를 키우는 가장 현실적인 방법은 '살을 찌우는' 것이다.

사이즈는 못 키워도 '업'은 시킬 수 있지 않을까?

그러면 이쯤에서 크기가 커지는 것까지는 기대하지 않으니 혹시 운동을 통해 가슴의 모양을 잡을 수 있지 않을까 기대하는 사람들도 있을 것이다. 여기에 대해서는 두 가지 의견이 대립 중이다.

첫 번째, 운동 무용無用론. 유방 하수를 개선하려면 결국 인대Ligament(뼈와 뼈 사이를 연결해주는 섬유 조직)를 강화시켜야 하는데 원래 인대는 근육과 달리 인위적으로 운동을 시키기 어렵다. 특히 주변에 근육이 없는 '쿠퍼 인대'의 경우 딱히 운동시킬 방법이 마땅치 않다. 결국 가슴운동으로 셰이프업Shape Up에 성공했다는 이야기는 거짓이라는 의견이다.

TIP

쿠퍼 인대를 아시나요?

여성의 유방은 약 70%가 '지방질'이다. 이 무거운 지방을 지탱하는 조직이 바로 '쿠퍼 인대 Cooper's Ligament'다. 일반적인 인대의 기능은 뼈와 뼈 사이를 연결하는 것이다. 그런데 쿠퍼 인대는 특이하게 유방이 봉긋 솟아오른 상태를 유지하는 것이 주 기능이다. 만약 쿠퍼 인대가 없으면 유방은 자기 무게를 이기지 못해 처지고 흘러내릴 것이다. 결국 가슴 처짐은 이 쿠퍼 인대의 노화를 뜻하는 것이기도 하다. 따라서 물리적 충격이나 외부의 자극으로부터 쿠퍼 인대의 손상을 막는 스포츠 브래지어의 선택, 이제 선택이 아닌 필수가 되겠다.

두 번째. 이는 주로 여자 운동선수들을 진료한 의사들에게서 나오는 의견이다. 여자 운동선수들은 일반여성에 비해 상대적으로 유두의 위치가 위로 올라가 있다. 그런데 이것을 과연 셰이프 업으로 볼 수 있느냐는 또 별개의 문제다. 여자 운동선수들은 거의 일반 성인 남성 수준으로 체지방률이 낮아 일반 여성과 달리 가슴의 대부분이 근육으로 되어있다. 그래서 훨씬 가슴이 납작하다. 이 때문에 여자 운동선수들의 젖꼭지 위치가 올라가는 현상이 셰이프 업이 아니라 가슴이 납작해지면서 일어난 '부작용'으로도 볼 수 있는 것이다.

그다지 희망적인 소식을 전해주지 못해서 나 역시 안타깝다. 냉정히 말해서 이 같은 '가슴에 대한 희망 사항'을 이루기 위해선 피트니스 센터보다는 성형외과를 찾아가는 것이 옳다. 결국 가슴 운동에 대한 가장 적절한 접근은 다음과 같다.

- 운동 시엔 항상 스포츠 브래지어를 착용한다.
- 푸쉬업Push Up등 간단한 가슴 운동을 하는 건 자유지만 너무 큰 기대는 하지 말 것
- 바스트 업Bust Up 대신 힙 업Hip Up에 올인하자

왜 바스트 업 대신 힙 업일까?
– 투자 대비 가장 높은 수익을 가져다주는 부위
엉덩이는 가슴과 쌍둥이 기관이라고 불린다. 여성의 신체 부위 가운데

시각적 섹스 어필이 두드러지는 곳이다. 또한 영양 상태와 건강을 나타내는 상징이기도 하다. 예로부터 풍만한 가슴만큼이나 탱탱한 엉덩이는 남녀 모두가 좇는 선망의 대상이었다. 모양은 닮았지만 이 둘의 성질은 정 반대다! 엉덩이는 가슴과 달리 지방 못지 않게 근육이 차지하는 비중이 몹시 큰 부위다. 또한 의도적으로 움직임을 가할 수 있다. 따라서 근력 운동으로 인한 사이즈 업은 물론 셰이프 업까지 가장 극명하게 나타나는 부위다. 지방이 많고 근육이 적은 가슴의 사정을 뒤집어보면 이해가 쉽다. 따라서 엉덩이 운동은 가슴 운동과 달리하면 할수록 무조건 미용적 효과를 볼 수 있다. 몸매를 위해 운동하는 여성들에게 가장 높은 투자 대비 수익을 가져다주는 부위. 그것이 바로 엉덩이다.

답은 바스트 업이 아니라 힙 업에 있었다!

숨만 쉬어도 되는
뱃살 운동법이
있다?

31st
QUESTION

한 예능프로그램에서 '빨대 다이어트'라는 것을 봤어요.
빨대 입구 부분을 반절만 스카치테이프로 붙인 다음에
빨대를 물고 3분 동안 복식호흡을 하면 된다고 합니다.
즉석에서 방청객을 대상으로 허리둘레를 측정하니까
비포&애프터가 순간적으로 5cm나 줄어들던데,
이거 단순한 연출일까요?
아니면 실제로 다이어트 효과가 있는 건가요?

숨만 쉬어도 살 빠지는 운동법?

운동하기 싫어하는 사람들에게 솔깃할 이야기다. 체육관에 가지 않고 혼자 언제 어디서나 숨 쉬는 것만으로도 운동이 되는 근육이 있다? 질문에 나온 예능프로그램의 사례는 약간의 과장이 덧붙여진 것 같지만 일단 이론적으로는 맞는 이야기다. 물론 복근 운동을 한다고 그 부분의 뱃살(체지방)이 순간적으로 분해되는 기적은 일어나지 않는다. 다만 해당 부위의 근육 운동이 주변 부위의 모양새를 바로 잡아줄 수 있다. 관건은 과연 빨대로 숨을 쉬는 방법이 적절한 복근 운동이 될까 하는 것이다.

복횡근이 관건이다!

겉으로 드러난 식스팩(복직근)만 보고서 복근은 하나로 된 근육덩어리가 아니냐고 생각하기 쉽다. 그러나 일반적으로 복근이라 하면 다음의 네 종류의 근육 무리들을 말한다. 제일 바깥쪽에 있는 복직근Rectus Abdominis, 그 밑에 사선무늬를 외복사근External Oblique, 그 아래 사람들이 '치골근'이라고 오해하는 내복사근Internal Oblique, 그리고 제일 깊은 곳에 있어 맨눈으로는 볼 수 없는 복횡근Transverse Abdominis. 이들 가운데 복횡근腹橫筋에 대해 알아보자.

이름 그대로 마치 복대처럼 허리를 가로로 감싸고 있다. 복부의 압력을 유지하고 척추를 감싸 보호하는 근육으로 그 모양 때문에 '코르셋 근육'이라고도 한다. 복횡근이 강하게 수축하고 있으면 허리둘레가 줄어드는 것은 물론이고 요통을 줄이는데 큰 도움이 되기도 한다.

Chapter 4 닥치고 운동

사무직 여성들이 허리 통증에 시달리는 이유 가운데 하나가 바로 이 복횡근의 약화 때문이다. 사람이 가만히 앉아 있으면(한술 더 떠 등받이가 있는 의자에 긴장 없이 기대고 있으면) 복근들은 전혀 긴장하지 않고 천천히 약화된다. 골격 구조물을 받쳐주는 근육이 약해지면서 요통과 같은 문제가 나타난다. 그래서 요통 환자들에게 이른바 '코어 운동'이 자주 권해지는 것이다. 그러나 문제는 어떻게 하면 이 복횡근의 근육을 수축할 수 있느냐 하는 것이다. 눈으로 보이는 복근이나 복사근의 움직임은 직감적으로 알 수 있다. 몸통을 접었다 폈다, 비틀었다 돌렸다 하면 근육의 움직임이 눈으로 보이고 몸으로 느껴진다. 하지만 복횡근은 눈으로 보이지 않으니 어떤 식으로 움직여야 하는지 감이 잡히질 않는다.

우디야나 반다

복횡근 운동의 비결은 '호흡'에 있다. 이미 오래전부터 요가와 무술에선 '호흡법'을 활용해 복횡근을 단련하는 방법이 존재했다. 비교적 근래인 70년대까지만 해도 보디빌딩에서 시합포즈로 활용됐던 진공자세Vacuum Pose도 같은 맥락이라 할 수 있다. 질문에 나온 빨대 호흡법도 일부러 들숨과 날숨을 어렵게 만들어 복횡근을 자극하려는 방법으로 보인다. 하지만 굳이 빨대에 테이프를 붙여서 들고 다니지 않아도 사무실 책상 앞에서, 화장실 변기 위에서, 때론 버스 승강장 위에서 하는 방법을 알아보자. 요가에서 복횡근을 조이는 호흡법인 '우디야나 반다'를 배워보자.

요가에서 '반다Bandha'란 산스크리트어로 '조이기'란 뜻으로 '우디야나 반다Uddiyana Bandha'는 '배꼽 조이기' 혹은 '아랫배 조이기'로 풀이될 수 있다.

- 먼저 숨을 깊게 들이 쉬었다가 천천히 내쉰다. 뱃속의 공기가 하나도 빠짐없이 몸 밖으로 나갈 때까지 깊게 내쉰다.
- 뱃속이 텅 비었다면 의식적으로 아랫배를 집어넣어 갈비뼈 아래로 밀어 넣는다.
- 마치 아랫배가 움푹 파인 것 같은 상태에서 배에 힘을 풀지 말고 최대한 참을 수 있을 때까지 참는다.

처음에는 배가 얼마 들어가지 않을 것이다. 복횡근이 단련되지 않아서 그렇다. 하지만 이 동작에 점차 익숙해질수록 배가 움푹 파이는 깊이까지 복횡근을 의식적으로 수축할 수 있게 될 것이다. 하지만 이 복횡근 수축법만 믿고서 운동과 식이조절을 멀리하는 것은 금물이다. 근육이 힘을 얻어 모양새가 잡힌다고 뱃살이 빠져 허리둘레의 절댓값 자체가 줄어들지는 않는다. 숨쉬는 것으로 뱃살이 빠지는 운동이 있다는 소리는 허무맹랑한 소리는 아니지만 이것만 맹신하고 있으면 곤란하다!

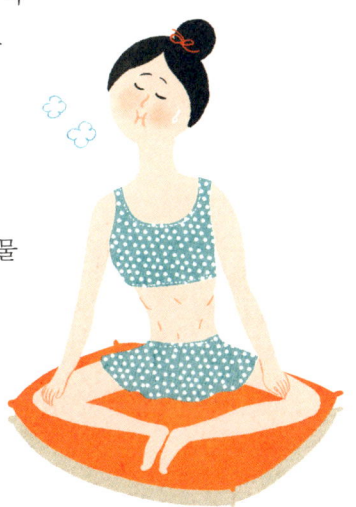

요가의 우디야나 반다

다이어트에 실패하는 사람들의 습관, 성공하는 사람들의 비밀

속설, 영양, 일상, 운동에 걸친 수십 번의 상담이 모두 끝났다. 매번 다이어트에 도전했다 실패하는 사람들에게는 일정한 패턴이 있다. 아래의 내용을 통해 과거의 내가 이런 잘못을 저지른 것은 아닌지, 혹시 앞으로도 같은 실수를 반복하지는 않을지 거울로 삼아보자.

다이어트에 실패하는 사람들의 습관

체중계 페티시

체중은 다이어트에 있어 몹시 제한된 정보만을 전달해 준다. 살이 빠졌을 때 수분이 빠진 건지 지방이 늘어난 건지 근육이 붙은 건지 체중만으로는 알 길이 없다. 정작 중요한 것은 '몸매'인데 몸매와 큰 관련이 없는 '숫자'에 집착하다 보니 좌절감만 커진다. 따라서 체중 측정은 일주일에 한두 번 정도면 충분하다.

은둔형 외톨이

많은 다이어터들이 다이어트를 하고 있다는 사실을 숨기거나 다이어트 기간 동안 사람을 만나지 않는 등 대외활동을 피하는 현상을 보인다. 그러다 어느 날 갑자기 '별당아씨전'처럼 변화된 모습으로 나타나길 꿈꾼다. 그러나 극적인 변화는 오히려 몸에 무리를 준다. 어둠 속에 스스로를 가두는 시간이 길어질수록 몸과 마음은 지쳐만 간다는 것을 명심하자.

미운 일곱 살

항상 엄마 아빠 뒤를 따라다니며 꼬치꼬치 캐묻는 미운 일곱 살 같은 타입이다. 뭐든지 누군가에게 물어보고 의존한다. 칼로리는 얼마인지, 무엇을 먹어야 하는지 일일이 숙제를 검사받듯 묻고 따진다. 다이어트 정보를 꿰뚫고 칼로리를 꼼꼼하게 점검하지만 어쩐지 늘 불안하다. 다이어트 애플리케이션Application이나 칼로리 계산 사이트를 맹신하면 즐거운 다이어트를 하기 어렵다.

휴화산

'이번 다이어트만 끝나면 이것도 먹으러 가고 저것도 마셔봐야지'라고 계획하며 꿈에 부풀어 있는 타입이다. 그러나 사실 이런 마음가짐 자체가 스스로 실패를 인정하는 것이다. 다이어트를 '짧은 기간 동안 자신을 억누르는 것'으로 이해하면 다이어트 기간이 끝나는 순간 요요 현상이 찾아온다. 마음도 관성의 법칙 때문에 언제든 제자리로 돌아오려 하기 때문이다. 억누른 욕망은 오히려 더 치솟기 마련. 다이어트는 장기적인 생활습관의 개선이지 일시적인 인내력 테스트가 아니다.

팔랑귀

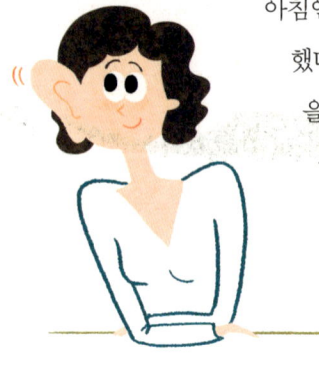

아침엔 출근길 라디오에서 들었던 건강 정보에 솔깃했다가 점심엔 인터넷 신문 기사에 혹하는 사람들을 말한다. 이처럼 귀가 얇은 사람들은 이쪽저쪽 옮겨 다니다가 결국 무엇 하나 제대로 해보기 어렵다. 다이어트를 시작하기 전에 선택은 신중하게, 그러나 일단 결정을 내렸다면 끝을 보는 뚝심이 중요하다.

자기 학대

자기애나 자존감이 낮은 사람들은 다이어트에 실패하기 쉽다. 자기비하에서 시작된 다이어트는 스스로에게 가하는 '형벌'이 된다. 그런 형벌을 언제까지 참고 견딜 수 있겠는가? 대개 실패했다는 자책감에 자신을 더욱 괴롭히는 악순환이 반복된다. 반대로 자기확신에 가득 찬 사람들은 다이어트를 일종의 '자기관리'로 여긴다. 이 둘의 차이는 몹시 크다.

다이어트에 성공하는 사람들의 비밀

음식 없이 나를 위로한다

달콤한 먹을거리를 길티 플레져로 삼는 것은 위험한 습관이다. 특히 무리한 다이어트로 스트레스가 머리 끝까지 차오른 상태에서는 더더욱 금물이다. 길티 플레져가 아닌 순수한 '플레져'를 찾기 위해서는 음식 없이 스스로를 위로하는 법을 배워야 한다.

사람을 만나라

첫 번째 습관과 밀접한 연관을 맺고 있다. 음식을 통한 보상 심리는 주로 혼자 있을 때 나타나기 때문에 누군가가 옆에서 말려줄 수 없다. 그래서 안전벨트가 필요하다. 폭식은 주로 관계가 단절되어 있을 때 홀로 남겨진 공간에서 이루어진다. 관계를 만들어라. 다이어트 시엔 최대한 밖에 나가서 사람을 만나야 한다. 관계라는 그물망이 당신을 지켜줄 안전벨트가 되어줄 것이다.

체중계 대신 줄자

체중계의 구속에서 벗어나자. 체중계보다 가볍고 저렴한 데다가 몸매를 직접적으로 알려주는 도구인 줄자를 구입하자. 체중 대신 하루에 한 번씩 허리둘레를 측정해보라. 허리둘레는 아침 공복 시나 자기 전에 한 번만 잰다. 식사 후에 허리둘레를 재는 것은 금물이다. 허리둘레는 몸통에서 가장 잘록한 부분이 아니라 배꼽 둘레를 재야 한다는 것도 명심하자.

호르몬 분비를 끌어올린다

다이어터에겐 두 가지 호르몬이 필요하다. 이른바 '행복 호르몬'으로 통하는 세로토닌과 성장호르몬이 그것이다. 두 호르몬은 다이어트뿐만 아니라 생활 전반에 큰 영향을 끼친다.

세로토닌 분비는 식욕, 수면, 우울감에 이르기까지 다양한 감정 상태를 결정한다. 그러나 (이유는 명확하게 밝혀지지 않았지만) 통계적으로 여자가 남자보다 세로토닌 수치가 낮다. 따라서 남자보다 여자가 우울증에 걸릴 가능성이 더 높다. 세로토닌 분비량이 줄어들면 활동성이 떨어지고 우울감에 빠지며 수면 장애로 이어지기 쉽고, 폭식하거나 탄수화물 중독과 유사한 증상을 보이기도 한다. 당연히 이 증상들은 다이어트를 방해한다.

성장호르몬은 대뇌 전두엽에서 분비되는데 근육 생성, 체지방 분해, 피로 회복을 담당한다. 성인이라면 이미 성장판이 닫혔으므로 성장호르몬 분비가 늘어난다고 해서 키가 자라지는 않지만 성장호르몬은 다이어트에서 마법의 묘약과도 같다. 이 두 호르몬의 분비를 끌어올리려면 어떻게 해야 할까?

고기를 먹는다

다소 엉뚱하게 들릴 수 있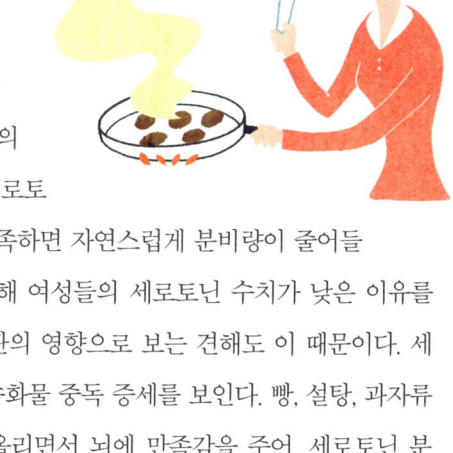
지만 육식이 도움을 줄
수 있다. 세로토닌의 원
료인 트립토판Tryptophane
은 아미노산Amino acid의 일
종이며 아미노산은 단백질의
단위체이기 때문이다. 즉 세로토
닌의 원료가 될 단백질이 부족하면 자연스럽게 분비량이 줄어들
수밖에 없다. 남성집단에 비해 여성들의 세로토닌 수치가 낮은 이유를
유전적 특성이 아니라 식습관의 영향으로 보는 견해도 이 때문이다. 세
로토닌이 부족하면 흔히 탄수화물 중독 증세를 보인다. 빵, 설탕, 과자류
가 순간적으로 혈당을 끌어올리면서 뇌에 만족감을 주어, 세로토닌 분
비가 낮아도 행복감이 찾아오기 때문이다. 그러나 이는 근본적인 해결
이 되기보다는 마취제나 진통제와 비슷한 처방이 될 수 있다. 이제부터
는 외로울 때 빵 대신 차라리 고기를 먹어보자.

햇볕을 쬔다

단순히 원료만 쌓아둔다고 세로토닌이 만들어지지는 않는다. 일하는 일
꾼이 필요하다. 자외선, 비타민D와 마찬가지로 세로토닌은 햇볕을 쬐고
있을 때 몸 안에서 합성된다. 따라서 하루에 한 번씩은 밖으로 나가서
움직이자. 특히 실내에서만 일하는 사무직 여성들은 의식적으로라도 밖

Chapter 4 닥치고 운동

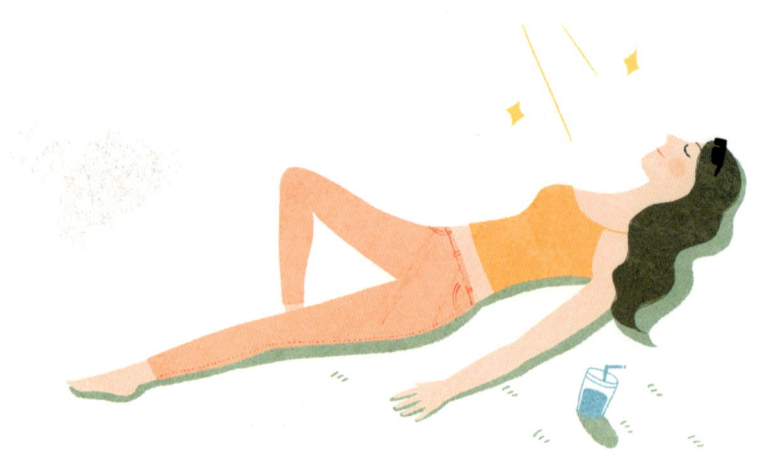

으로 나가려고 노력해야 한다. 현명한 다이어터라면 주말에 창문 없는 백화점을 갈 것이 아니라 햇빛이 드는 공원을 찾아야 한다는 것을 명심할 것!

강도 높은 운동을 시작한다

성장호르몬의 수치를 끌어올리기 위해선 운동의 종류와 방법이 중요하다. 포인트는 '강도 높게'. 단, 여기서 '운동 강도'를 '운동량'과 착각해서는 안 된다. 러닝머신 위에서 시간을 채운다고 운동 강도가 오르진 않는다. 고강도란 무거운 물건 등을 들어 올리기 위해 순간적으로 큰 힘을 쓰거나, 심박수가 최대심박수에 가까워지도록 짧고 격렬하게 움직이는 것을 말한다. 이런 고강도 운동은 몸의 중추신경계Central Nervous System를 자극해 충격을 만들고, 몸은 충격에 적응하기 위해 체내에 성장호르몬 분비를 유도한다. '어머, 이런 운동은 무식해 보이고 몸매가 투박해질 것 같아'라고 생각되는 운동이 사실은 살을 빼는 데 가장 좋은 운동이다.

미녀는 잠꾸러기

성장호르몬의 분비를 끌어올리는 또 하나의 비결은 바로 숙면이다. 성장호르몬은 특히 야간에 8시간 이상 깊은 숙면을 취할 때 많이 분비된다. 야간 교대 근무를 시작하면 급격히 살이 찌는 사람이 많은데 상당 부분 수면 부족 탓이 크다. 운동이 어렵다면 잠이라도 제때 꼬박꼬박 챙겨서 자자. 예로부터 미녀는 잠꾸러기라 했다. 잠은 합법적인 다이어트 약물이다. 성장호르몬의 지방 분해 효과는 녹차 따위와는 비교가 되지 않는다는 사실을 명심할 것!

남자처럼 운동하면 여신된다 – She's the Man

그리하여 다이어트에 성공하는 사람들의 비밀은 '이전보다 조금 더 나

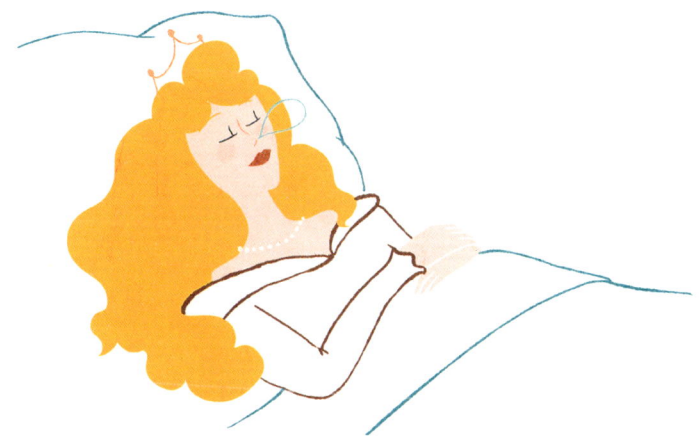

Chapter 4 닥치고 운동

를 사랑하는 것'으로 귀결된다. 다이어트란 이전보다 좋은 음식을 먹고, 음식 없이 스스로를 위로하기 위해 규칙적인 운동을 하고, 왕성한 사회 활동과 대인관계를 맺고, 숙면을 취하는 것까지 하나같이 내 몸과 마음을 사랑하는 '기술'이다. 실패하는 다이어트 밑에 '스트레스'가 깔려있다면, 성공하는 다이어트 밑에는 '자기애'가 깔려있다.

그리고 끝으로 다이어트에 성공하는 여자들의 숨은 습관 한 가지 더! '다이어트를 할 때는 남자가 되라'는 것이다. 다이어트에 성공하고 싶다면 남자가 되라니 이게 무슨 뜻일까?

Chapter 3에 '선천적으로 저주받은 무다리는 답이 없나요?', '허벅지 살, 안녕. 바이. 짜이찌엔', Chapter 2에 '뱃살의 주범, 숙변은 있다 VS 없다'를 통해 알아봤듯이 당신은 여자로 태어났다는 이유 하나만으로 다이어트에 불리한 핸디캡을 안게 되었다. 남성호르몬(테스토스테론)과 여성호르몬(에스트로겐)의 차이로 다리가 붓거나 살이 덜 빠지는 것은 고사하고 변비까지 생기기 쉽다는 사실을 확인했다. 이때 생각을 조금만 '남성적인' 방향으로 바꿔본다면 분명 도움이 될 것이다.

남성호르몬 주사를 맞으라는 뜻이 아니다. 우리가 흔히 '남성적'이라고 표현하는 습관들이 다이어트에 유리하다는 말이다. 표면적으로는 근력 운동을 하고 근육량을 더 늘려 신진대사를 촉진한다. 고강도의 근력 운동은 일시적 현상이긴 하지만 혈중 테스토스테론 수치를 증가시킨다. 이런 운동 습관을 가진다면 여자라서 억울했던 신체적 핸디캡이 상당 부분 해결될 것이다. 여성호르몬 쪽으로 기울어진 몸의 균형을 조금 더

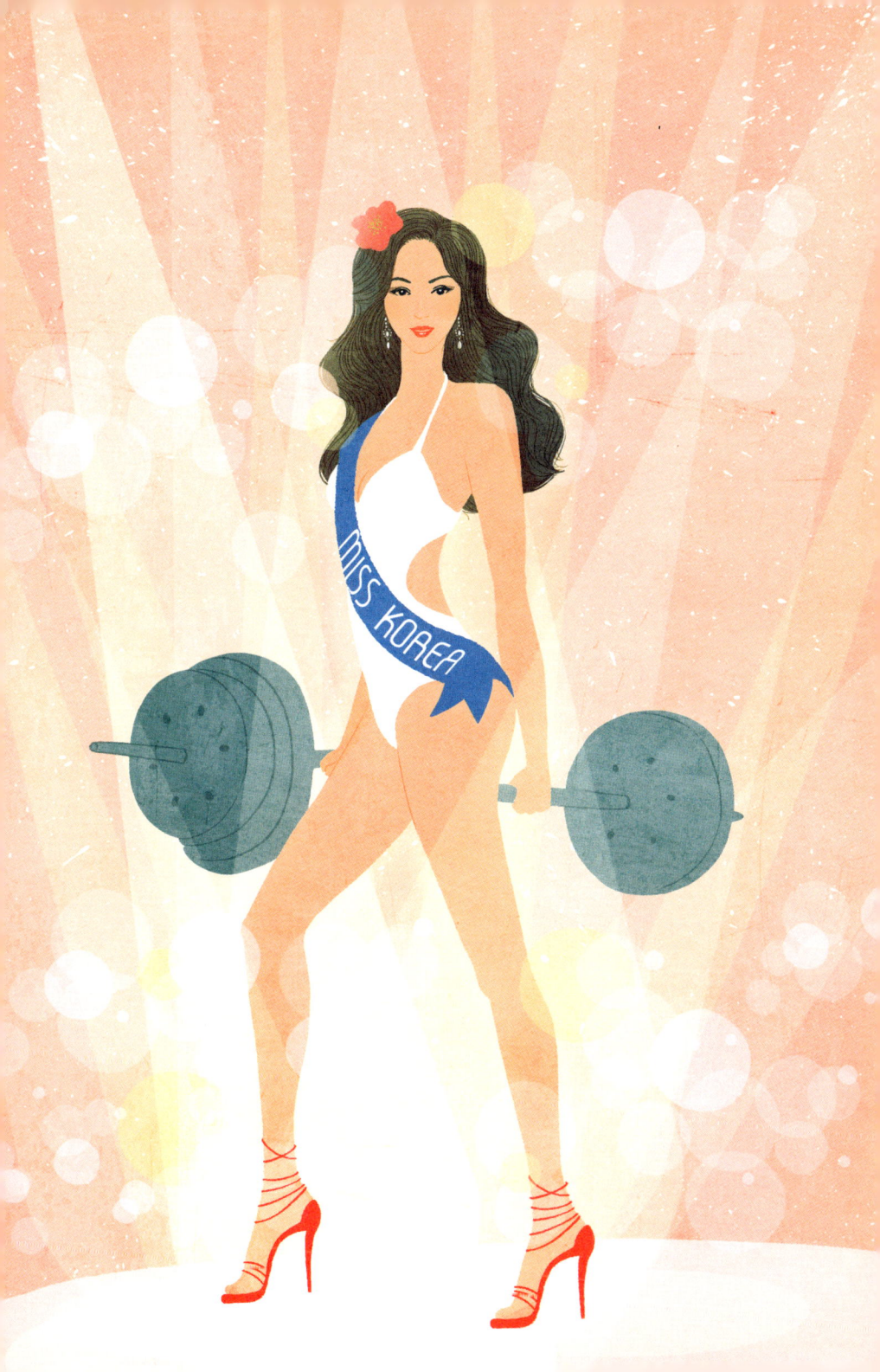

남성 쪽으로 끌어오자.

내면적으로는 더 적극적이고 외향적인 성격을 키운다. 여성들이 스트레스를 받아 폭식을 하거나 스스로를 학대하고 우울해하며 안으로 숨을 때 남성들은 화를 내고, 욕을 하고, 싸운다! 둘 다 스트레스 해소는 되겠지만 뱃살이 남기 쉬운 쪽은 전자다. 성격과 몸은 서로 피드백을 주고받는다. 따라서 일부러라도 '테스토스테론'을 많이 지닌 것처럼 공격성과 적극성을 발휘해보자. 다이어트뿐만 아니라 라이프 스타일 자체에도 의미심장한 변화가 찾아올 것이다.

조금 더 나를 사랑하기, 그리고 남자처럼 운동하기. 이 두 가지를 명심하면 일단 '내 생애 최후의 다이어트'로 가는 첫 번째 문이 열린 셈이다.

여는 글 저는 물만 마셔도 살이 찌는 체질인데요

• Walley AJ1, Asher JE, Froguel P. 「The genetic contribution to non-syndromic human obesity」, Nat Rev Genet. 2009 Jul; 10(7):431~42.
• 『쉽게 쓴 후성유전학』, 리처드 C. 프랜시스, 김명남 역(시공사, 2013)
• 『질병의 탄생』, 홍윤철, (사이, 2014)

1| 한식의 배신 한식은 건강식이 아니다

• 『무오연행록(戊午燕行錄)』, 한국고전번역원 DB http://db.itkc.or.kr/itkcdb/mainIndexIframe.jsp
• 『한국 근대사 산책 3: 아관 파천에서 하와이 이민까지』, 강준만, (인물과 사상, 2007) 중 (p. 33~35) '조선인의 식탐과 폭식' 항목에서 다량 발췌하였다.
• 『한국민족문화대백과』, 이서행 등저, 한국학중앙연구원 http://encykorea.aks.ac.kr/Contents/Index
• 「쇄미록을 통해 본 사족의 생활문화 : 음식문화를 중심으로」, 김성진, 동양한문학연구 제24집, 2007년 2월, pp.177~206

15| 뱃살의 주범, 숙변은 있다 vs 없다

• 「변비의 치료」, 박무인, 대한내과학회지 제80권 제5호 통권 제609호, 2011년 5월, pp.510~523
• 「만성 변비의 진단 및 치료의 최신지견」, 이준성, 닥터알엑스, 2011년
• 『대한민국 공중보건의사를 위한 진료지침서』, 대한공중보건의사협의회, 웬즈데이(주), 2011년

19| 부위별 살빼기 운동의 진실 허벅지살, 안녕, 바이, 짜이찌엔~

• Roepstorff C, Donsmark M, Thiele M, Vistisen B, Stewart G, Vissing K, Schjerling P, Hardie D, Galbo H, Kiens B. 「Sex differences in hormone-sensitive lipase expression, activity, and phosphorylation in skeletal muscle at rest and during exercise」, Am, J Physiol Endocrinol Metab. 2006; 291(5): E1106~14.
• Odessa Addison, Robin L. Marcus, Paul C. LaStayo, and Alice S. Ryan. 「Intermuscular Fat: A Review of the Consequences and Causes」 International Journal of Endocrinology Vol. 2014 (2014), Article ID 309570, p.11.

22| 식후 수분 섭취 괴담 밥 먹을 때 물 마시면 정말 살찔까?

• 「식사 전 물 마시기, 몸에 해롭다고?」 헬스조선, 2008년 07월
• 식품의약품안전처 나트륨 줄이기 운동본부 http://www.foodnara.go.kr/Na_down/

24| 불확실한 자몽의 효능 덴마크 다이어트에 자몽이 빠져도 효과 있나요?

• 후지오카 켄 박사가 주축이 되어 발표한 자몽 다이어트 논문
Fujioka K1, Greenway F, Sheard J, Ying Y. 「The effects of grapefruit on weight and insulin resistance: relationship to the metabolic syndrome」, J Med Food. 2006 Spring; 9(1):49~54.
• 썬키스트 사 홈페이지에 인용된 후지오카 박사의 연구
http://www.sunkist.com/healthy/weight-management-the-grapefruit-diet.aspx

25| 약수터 체육의 실제 효과 엄마의 약수터 체육은 왜 계속될까?

• 『운동생리학』, Merle L. Foss, (대한미디어, 2002)

27| 체력의 유형 피곤하다는 말을 입에 달고 다니는 당신, 어떤 체력을 원하십니까?

• 암 연구가 루이스 박사팀이 20대부터 80대까지 성인남성 8000여 명의 근력 수준을 비교해서 '근력이 강할수록 장수한다'는 결론을 얻어낸 논문
Jonathan R Ruiz et al. 「Muscular Strength and adiposity as predictors of Adulthood

cancer Mortality in Men」, Cancer Epidemiology Biomakers and prevention 18. no.5. 2009; 1468~76

- Biomarkers: The 10 Keys to Prolonging Vitality, Irwin Rosenberg et al, FiresideBooks, 1992

터프츠 대학의 노화 연구가, 어윈 로젠버그 박사가 노인들의 노화방지와 수명연장에 대해 연구한 내용을 엮은 단행본. 여기서 수명연장과 관련있는 10가지 요소를 '바이오 마커'로 규정하는데 근육량과 관련 있는 제지방량Lean Body Mass, 힘을 뜻하는 근력Strength이 1, 2위로 꼽혔다. 이후 노인들의 건강과 수명을 이야기 하는 데 있어 '근력 수준'은 객관적인 지표로 널리 인정받고 있다.

- 『운동선수를 위한 몸과 체력의 균형』, Gray Cook, 이경옥, 임호남 외 1명 역, 대한미디어, 2007
- 『체육학 대사전 : 학술용어편』, 이태신, (민중서관, 2000)

29| 운동성 오르가즘의 원인 오르가즘, 그 이상 코어가즘

- '코어가즘'이라는 용어를 사용해 '운동 중 성적 흥분감'에 대한 경험담을 전한 어윈 코스그로브Alwyn Cosgrove의 회고담은 다음의 인터넷 주소에서 확인할 수 있다.
  http://thefitnessinsider.menshealth.com/2007/03/back_in_our_dec.html
- '운동성 오르가즘'에 대한 허베닉 박사의 논문 「Exercise-induced orgasm and pleasure among women」과 실린 학술지 정보 Sexual and Relationship Therapy Vol 26, Issue 4, 2011.
  논문 전체의 내용을 토대로 허베닉 박사가 직접 기고한 칼럼을 직접 읽고 싶다면 다음의 인터넷 주소를 확인해도 좋다.
  http://www.psychologytoday.com/blog/the-pleasures-sex/201203/the-little-explored-secret-womens-orgasms-while-they-exercise
- 하지직거상검사 도중 골반 기저근이 무의식적으로 자극받는다는 관찰결과를 담은 논문 Stuge B, Sætre K, Ingeborg Hoff B. 「The automatic pelvic floor muscle response to the active straight leg raise in cases with pelvic girdle pain and matched controls」, Man Ther. 2013 Aug; 18(4):327~32.

이기적인 다이어트 상담소

1판 1쇄 인쇄 2014년 8월 27일
1판 1쇄 발행 2014년 8월 29일

지은이 남세희, 김미구

발행인 양원석
편집장 김순미
책임편집 양성미
전산편집 김미선
해외저작권 황지현, 지소연
제작 문태일, 김수진
영업마케팅 김경만, 정재만, 곽희은, 임충진, 장현기, 김민수, 임우열
        윤기봉, 송기현, 우지연, 정미진, 윤선미, 이선미, 최경민

펴낸 곳 ㈜알에이치코리아
주소 서울시 금천구 가산디지털2로 53, 20층 (가산동, 한라시그마밸리)
편집문의 02-6443-8844 구입문의 02-6443-8838
홈페이지 http://rhk.co.kr
등록 2004년 1월 15일 제2-3726호

ISBN 978-89-255-5324-5 (13510)

RHK 는 랜덤하우스코리아의 새 이름입니다.